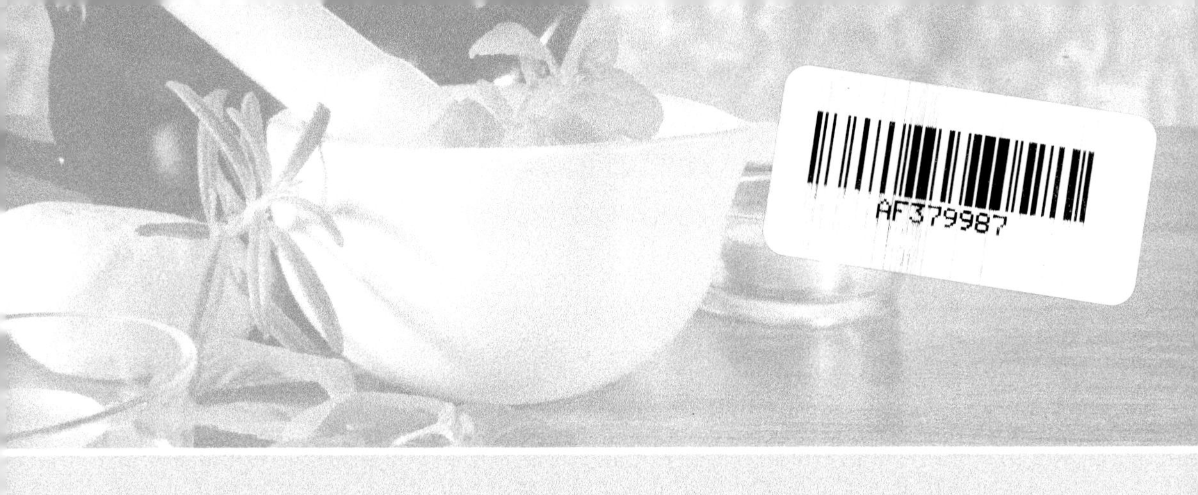

# 餐桌上的本草

主　编　沈钦荣　毛小明

副主编　陈琦军

编　委（以姓氏笔画为序）

王　泽　　王华刚　　王敏龙

陆超峰　　周建富　　胡广操

詹　倩　　颜夏卫

上海科学技术出版社

**图书在版编目(CIP)数据**

餐桌上的本草 / 沈钦荣，毛小明主编. —上海：
上海科学技术出版社，2018.1
　　ISBN 978-7-5478-3688-0

　　I.①餐…　II.①沈…　②毛…　III.①食物本草
IV.①R281.5

　　中国版本图书馆CIP数据核字 (2017) 第197111号

**餐桌上的本草**

主编　沈钦荣　毛小明

上海世纪出版（集团）有限公司
上海科学技术出版社　出版、发行
(上海钦州南路71号　邮政编码200235　www.sstp.cn)

字数 160千字　　　印张 11.25
2018年1月第1版　2018年1月第1次印刷
ISBN 978-7-5478-3688-0 / R·1429
定价：　.00元

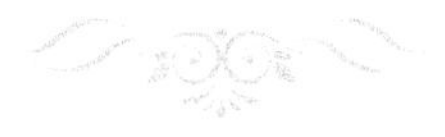

# 内容提要

民以食为天。提到养生食疗，日常餐桌上常见的食材自然备受关注，而它们与千百年来代代相传的中华本草又有着密不可分的联系。应用本草防治疾病广受欢迎，本草食疗已走进寻常百姓家。本书精心挑选了76味常见的食疗本草，详细介绍其别名、来源、性味归经、功效主治、用法用量、禁忌、成分药理、药治、食养等，并摘录明代医家张景岳的相关食养药治名方和药物应用经验，在古今文献、临床等研究的基础上，结合作者亲身临床所得，总结了诸多简便的药治、食养方案。为了方便人们更透彻地理解中草药，本书对中药的发现、炮制、配伍、剂型等基本知识也进行了介绍，增强了本书的科普性，使内容更为通俗易懂。

本书适用于广大的中医药爱好者阅读参考。

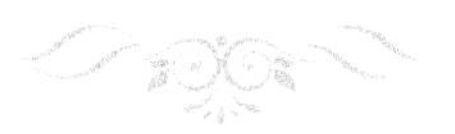

# 前 言

　　上工不治已病治未病。古代医家很早就懂得未雨绸缪的道理，在食物预防、治疗疾病方面积累了丰富经验。《黄帝内经》云："大毒治病，十去其六；常毒治病，十去其七；小毒治病，十去其八；无毒治病，十去其九；谷肉果菜，食养尽之，无使过之，伤其正也。"唐代孟诜所撰的《食疗本草》，是在《备急千金要方》"食治篇"基础上增订而成，记述既可供食用又能疗病的本草专著，是世界上现存最早的食疗专著。

　　随着近代养生学的兴起，食疗已走进千家万户。食物既能治病，又可防病。对于疾病，古代医家除了从整体观出发全面饮食调理外，还有针对性地加强某些营养食物来预防疾病，并特别重视发挥某些食物的特性和功能。早在1 000多年前，我国就已有了用动物肝脏预防夜盲症，用海带预防甲状腺肿大，用谷皮、麦麸预防脚气病，用水果、蔬菜预防坏血病的记载，当时这在世界上亦属领先。

　　食物预防疾病有三大好处：其一，几无副作用，使用又无后顾之忧。其二，效果确切。如上所举例子，都是经千余年临床验证，并至今仍在应用者。其三，服用方便，老少都乐于接受。食物经过适当的调配和烹制，做成色香味俱佳的佳肴，人们在品尝美味的同时，又能获得防病的作用，一举两得。临床上常用并行之有效的有：用葱白、生姜、豆豉、芫荽预防感冒；用甜菜汁、樱桃汁预防麻疹；用鲜白萝卜、鲜橄榄煎服预防白喉；用大蒜预防呼吸道感染和肠道传染病；用绿豆汤预防中暑；用荔枝预防口腔炎、胃炎引起的口臭症状；用红萝卜粥预防头晕；用生山楂、红茶、燕麦片预防动脉硬化等。世界各地对食物防治疾病的研究方兴未艾，新成果不断涌现，现已发现苦瓜、芦笋、马齿苋、薏苡仁粥、大蒜等有防癌作用。可以预见，在提倡吃得好、吃得科学的今天，食物的预防保健作用将发挥更大的效力。

随着社会发展，百姓的生活方式、生活理念、饮食结构、思想情绪等都在发生变化，为主动适应这些变化，更加自觉地推动由治疗为中心向以人民健康为中心转变，由注重治已病向注重既治已病更重治未病转变，由疾病治疗向健康管理转变，满足群众生命全周期、健康全过程的中医药需求，这是我们中医药工作者的责任和目标。

本书分三个部分，上篇主要介绍中药的基本知识，包括中药的发现与命名、性味与归经、道地药材与中药炮制、配伍法则、"七方""十剂"与中药剂型等，使读者对中药知识有基本了解；中篇从原卫生部（今国家卫生和计划生育委员会）公布的既是食品又是药品的名录中，选择76味常见中药，分别介绍其别名、来源、性味归经、功效主治、用法用量、成分药理，其食养药治的应用经验，有选自古医籍、现代医籍及期刊者，也有作者的实践所得；下篇介绍温补学派代表人物、越医魁首张景岳食养药治名方和药物应用经验。

希望本书能为健康中国建设贡献一份力量，也希望读者、专家提出宝贵意见。

编者<br>2017年6月

# 编写说明

现代医家对古代方剂用量虽作了诸多考证，但至今仍未有定论。自 1979 年起，我国普遍采用 16 位进制的公制计量方法，本书涉及古代方剂中药物的计量换算参考如下。

1 斤（16 两）=0.5 千克 =500 克。

1 市两 =31.25 克。

1 市钱 =3.125 克。

1 市分 =0.312 5 克。

1 市厘 =0.031 25 克。

注：换算尾数可以舍去。

秦代（西汉）：1 斤 =16 两 =253 克；1 两 =24 铢 =0.516 5 市两 =15.8 克；1 升 =0.34 市升 =340 毫升。

东汉：1 斤 =16 两 =220 克；1 斤（液体）=250 毫升；1 两 =24 铢 =0.445 5 市两 =13.8 克；1 升 =10 合 =0.20 市升 =200 毫升。

魏晋：1 斤 =16 两 =224 克；1 两 =24 铢 =0.445 5 市两 =14 克；1 升 =10 合 =0.21 市升 =210 毫升。

北周：1 斤 =16 两 =249 克；1 两 =24 铢 =0.501 1 市两 =15.6 克；1 升 =10 合 =0.21 市升 =210 毫升。

隋唐：1 斤 =16 两 =249 克；1 两 =24 铢 =0.501 1 市两 =15.6 克；1 升 =10 合 =0.58 市升 =580 毫升。

宋代：1 斤 =16 两 =592 克；1 两 =10 钱 =100 分 =1.193 6 市两 =37 克；1 升 =10 合 =0.66 市升 =660 毫升。

明代：1 斤 =16 两 =592 克；1 两 =10 钱 =100 分 =1.193 6 市两 =37 克；1 升 =10 合 =1.07 市升 =1 070 毫升。

清代：1 斤 =16 两 =592 克；1 两（库平）=10 钱 =100 分 =1.194 市两 =37 克；1 升（营造）=10 合 =1.035 5 市升 =1 035 毫升。

注：上述古今衡量和度量的比较，仅系近似值，供各位参考。

此外，书中涉及一些特殊或模糊的"量"名，现择要列举如下。

钱匕：古代量取药末的器具。用汉代的五铢钱币盛取药末至不散落者为一钱匕。五铢钱币盛取药末至半边者为半钱匕；钱五匕者，是指药末盖满五铢钱边的"五"字至不散落为度。一钱匕约今五分六厘，合 2 克强；半钱匕约今二分八厘，合 1 克强；钱五匕约为一钱匕的四分之一，约今一分四厘，合 0.6 克。

盏、杯、碗、盅药液或水、酒的约略计量单位：通常的容量合今之 150～300 毫升。在古代方书中或在民间用药时，还有一些模糊的计量名称，如一捻、一撮、一指撮等，无非是言其少，为几克的分量。

# 目　录

下篇
## 张景岳的枕中之秘 ……………………………………… 137

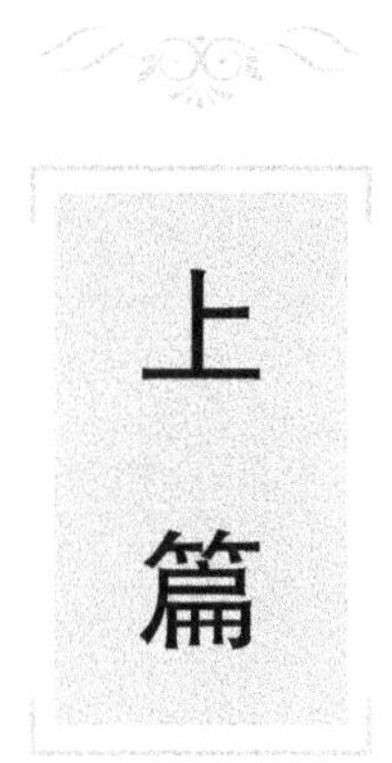

# 上篇

# 本草基本知识

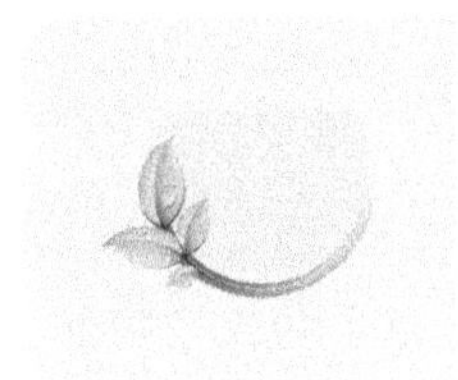

# 大自然的恩赐——中药的发现

## （一）无意识的发现与有意识的探索

中药最初的发现与人类的觅食活动紧密相连。在原始时代，我们的祖先为了解决"温饱问题"，采食植物和狩猎，得以接触并逐渐了解某些植物和动物，后来在无意中逐渐发现一些植物或动物可以减轻疾病痛苦，而有些则可能导致腹泻、死亡等意外。自此，人们逐渐在觅食时，有意识地加以鉴别和选择，逐渐积累了某些自然物的药效和毒性作用的经验。

在原始社会之后的时代中，偶然的发现，依然是新中药原始功效、老中药新功效的发现之源。苦于历史久远，很多史实只能以民间传说的形式流传了下来。比如"白花蛇"传说：从前有一个人，遍身疮疹，毛落眉目花，周身皮肤奇痒，抓之溃烂成疮，在野外一个废弃的酒店作坊中，发现半缸没有卖完的剩酒，他每日饮用，过了一段时间，他的癞疮竟然奇迹般地好了。后来发现，在酒缸内有一条白花蛇，已经泡得皮肉腐烂。原来是这白花蛇酒治好了他的癞疮病。此后又经过医学家们的临床实践，疗效确切，就在药物书上增添了白花蛇能治"大风疥癞""暴风瘙痒"的记载。

但无意识的发现总有一些偶然性和风险性，这只能说是中药发现的萌芽。有意识的探索，才是中药走上药学舞台的根本动力。神农尝百草的传说，就反映了古人对药物有意识的探索。《淮南子·修务训》载："神农尝百草之滋味，水泉之甘苦，令民知所避就，当此之时，一日而遇七十毒。"古人经过无数次有意识的试验、观察，逐步形成了最初的药物知识。其杰出首领神农则被视为药物的发现者和使用者,被尊奉为中国医药学之创始者。正因为如此,我国第一部系统论述药物的著作,被命名为《神农本草经》,即寓有尊崇怀念之意。《神农本草经》在其"序例"部分,总结了药物的四气五味、有毒无毒、配伍法度、用药方法、剂型选择等基本原则,初步奠定了药学理论的基础。各论载药365种,将药物分为上、中、下三品,即后世所称的"三品分类法"。《神农本草经》系统地总结了汉以前的药学成就,对后世本草学的发展,具有十分深远影响,标志着中药学发展已趋成熟。

到了明代,一代药学巨匠李时珍又将这种有意识的探索提升到了新高度,不再仅停留在药物的发现上,而是对药物的质量和鉴别,有了更高的重视和更深入的研究。蕲蛇传的小故事从一个侧面反映了李时珍严谨的科学态度。自古以来,蕲州就是白花蛇集聚之地。但是,白花蛇"其走如飞,牙利而毒",一旦伤人,危及生命。李时珍在家乡蕲州考察药物,发现蛇贩子的白花蛇,与蕲州当地抓的白花蛇有些差异,便留心观察、辨别起来。他和蕲州捕蛇者一起,奔向盛产白花蛇的龙峰山,躲在洞穴附近,等待蛇的出现。经过数日的观察,终于发现,蕲州白花蛇最喜欢吃的红藤绿叶是又臭又辣的石楠藤。尔后,他下山调查蛇贩子,方知蛇贩子的白花蛇,是从江西兴国州所辖的一座山里捕的。那地方没有石楠藤,所捕的蛇以食小昆虫和鼠类为主。李时珍向蛇贩子和蕲州捕蛇者各买了一条蛇,在比较中发现:两种蛇虽然都是"黑质而白章",但蕲州蛇肋下有24个斜方格子,且比兴国蛇稍短小;蕲州蛇死不闭眼,兴国蛇死即瞑目。在临床使用时,他发现兴国蛇虽有除风湿和筋骨病的效果,但远不及蕲州蛇效果好。这是因为蕲州蛇本身所含毒性,才能起到特殊治疗作用。且兴国蛇贩的白花蛇,全国各地都有,产量较大;而蕲州蛇仅产蕲州,外地很少见到。于是,他把这些鉴别要点记下来,写成《蕲蛇传》。自此,中药材便有"白花蛇"和"蕲蛇"两种药名,为后世医生临床选用提供了方便,也避免了大量误用蕲州"白花蛇"而发生的中毒现象。具有如此严谨科学探索精神的李时珍,终于历经近三十载,写成影响后世、享誉海内外的《本草纲目》一书。该书考证了过去本草学中的若干错误,综合了大量科学资料,提出了较科学的药物分类方法,融入了先进的生物进化思想,并记载了丰富的临床经验。该书是一部具有世界性影响的博物学著作,被国外学者誉为中国之百科全书。

## （二）个体经验与集体智慧

　　无论是无意识的发现，还是有意识的探索，个体的经验和精力总是有限的。早期个体经验的积累，为中药的发现奠定了宝贵基础。后期，集体的努力，官方的介入，又使中药的发现具有更高的权威性和科学性。唐显庆四年（659），政府颁行了《新修本草》（又称《唐本草》）。该书是我国历史上第一部官修本草，全书卷帙浩繁，收载药物共844种。书中还增加了药物图谱，并附以文字说明，这种图文对照的方法，开创了世界药学著作的先例，不仅反映了唐代药学的高成就，对后世药学的发展也影响深远。

　　宋代由于经济、文化、科学技术和商业交通的进步，尤其是雕版印刷的应用，为本草学的发展提供了有利条件。公元973—974年刊行了《开宝本草》，1060年刊行《嘉祐补注神农本草》，1061年刊行《本草图经》。国家药局的设立更是北宋的一大创举，也是我国乃至世界药学史上的重大事件。药局的产生，促进了药材检验、成药生产的发展，带动了炮制等制剂技术的提高，并制定了制剂规范，《太平惠民和剂局方》即是这方面的重要医著。

## （三）本土中药与洋药中用

　　中药主要起源于中国，除了植物药以外，动物药如蛇胆、熊胆、五步蛇、鹿茸、鹿角等，介壳类如珍珠、海蛤壳，矿物类如龙骨、磁石等，都是用来治病的中药。少数中药则源于外国，如西洋参。目前所指的中药，是指以中医理论为基础，用于防治疾病的植物、动物矿物及其加工品，不论产于中国、外国，均称中药。中药有着独特的理论体系和应用形式，充分反映了我国自然资源及历史、文化等方面的特点。

　　外来中药中以香料药材居多，故又有"香药"之称。自汉代张骞出使西域，打通陆上丝绸之路以来，大量的"胡药"从西域而来。"胡"这个名称，在古代中国专门指称中原王朝北方边境的邻人。"胡药"则通常用来指称来自胡人居住地，或经胡人贸易引入的药物。

　　唐代中后期，南方的海上贸易不断发展，海外药物经海上丝绸之路源源不断传入中国。五代十国时期，波斯籍商人李珣著《海药本草》，使外来药又有了"海药"的称谓。而后在宋代，中国开始出现了大型的航海船，纷繁热闹的海上贸易，给中国带回了更多世界各地的药物。各种外来药物大多沿用至今，在中医药和中国饮食中均担任着重要角色。以乳香为例，乳香在《圣经》和印度古医学著作 *Charaka* 中已有记载，是生长在索马里、埃塞俄比亚及阿拉伯半岛南部的橄榄科植物卡氏乳香树 *Boswellia carterii* Birdw 及其同属植物皮部渗出的油胶树脂。乳香在本土仅仅作为贵重香料，传入中国后，得到了传统中医对其性味功效的阐释，慢慢跻身于中药的行列，并在之后的岁月里，融合为中药大家庭的一份子，其主要功效是活血止痛。

中医将外来药物用于临床，外来药物被消化为中药。在宋代，中国进入了外来药物中药化的开创期。这也是中医中药强大生命力的源泉。炮制是中药有别于西方草药与中国民间草药的重要特点，也是将外来药融入中药的重要手段之一。从诃子（炮，取皮）、阿魏（细研，白面少许，搜和作饼子，炙令黄，熟用）、补骨脂（炒香）、槟榔（酸粟米饭裹湿，包火中煨，令纸焦，去饭）等外来药物的使用方式来看，许多外来药物，是经过工序繁琐的炮制才入药的。

外来药物到中国后的本土化栽培，是外来药物中药化的基础之一，也是将外来药融入中药的另一个重要手段。唐代开始有少数外来药物在中国引种栽培，《海药本草》中有96种药物明确注明外国产地，其中仅仙茅、余甘子、丁香有在中国生长的记载："仙茅生西域。自武城来，蜀中诸州皆有。后唐筠州刺史王颜《续传信方》叙仙茅云：'主五劳七伤，明目，益筋，力宣而后补。'本西域道人所传，开元元年（713）婆罗门僧进此药，明皇（唐玄宗）服之有效，当时禁方不传。天宝之乱，方书流散，三藏始得此方。"唐及五代，外来药方的传入，使外来药物的使用增多，但外来药物仍以进口为主，很少在中国引种栽培。宋代时，随着农业科技的发展，这些药材已经在中国找到了和原产地类似的生长环境，并生根发芽。这些外来药物在中国生长后，他们的生长习性和植物形态经仔细观察，也得到了详细的记录。宋代外来药物的大量使用，对外来药物在中国的引种栽培，产生了推动作用。长此以来，这些外来药物的外来身份逐渐淡化，不仅是使用上，而且从产地上也慢慢变成了地道的中药，外来药物的中药化由此得到进一步的推进。

## （四）药食同源

从中药与食物的发展过程来看，远古时代是同源的。"药食同源"的理论认为，许多食物既是食物也是药物，都可以防病治病。在古代原始社会中，人们在寻找食物的过程中发现了各种食物和药物的性味和功效，认识到许多食物既可以药用，也可以食用，两者之间很难严格区分。这就是"药食同源"理论的基础，也是食物疗法的基础。凡是中药，都可以食用，只不过是一个用量上的差异而已，也就是说，毒性大的食用量小，而毒性小的食用量可以大一点。早在唐代《黄帝内经太素》一书中认为：空腹食之为食物，患者食之为药物。这说明了中药与食物是同时起源的。

从食物和药物本身材质来讲，都源于自然界的动、植物，而且其中不少品种，既属于药物又属于食物。食物性质平和，是我们赖以生存的必需物质；而药物偏性较强，是专门针对疾病而使用的物品，大部分不适宜长期服用。所有中药和食物是相对而言的：药物也是食物，而食物也是药物；食物的副作用小，而药物的副作用大。《黄帝内经》云"大毒治病，十去其六；常毒治病，十去其七；小毒治病，十去其八；无毒治病，十去其九；谷肉果菜，食养尽之，无使过之，伤其正也"，此可谓最早的食疗原则。这也是"药食同源"的另一层含义。

随着经验的积累，药食才开始分化。在使用火之后，人们开始食熟食，烹调加工技术才逐渐发展起来。在食与药开始分化的同时，食疗与药疗也逐渐区分。若再往今后的前景看，也可能返璞归真，以食代药，药食同治。

## （五）中药命名趣谈

中药的命名大多都有规律可循，一般是根据药物的形态、气味、颜色、药用部分、功用、产地、采收季节诸方面的特征，单独或综合起来命名的。以形态命名的，如牛膝，就是因其茎节粗而膨出，状似牛的膝关节而得名，真是栩栩如生。

以气味命名的，有甘草之甜，苦参之苦，五味子之五味俱备等；麝香则以其"香气远射"而闻名遐迩。

在颜色方面，有红花、紫花地丁、白菊等；最有意思的是金银花，其花初开时色白，后来转成黄色，故用金、银二色来作比喻。

以药用部分命名的，有冬瓜皮之用皮，杏仁、桃仁取其核仁，橘络之用络等。

以药物功用命名的，有孩儿参之用于补益儿童气虚，益母草之有益于妇女，骨碎补用于接骨，防风用于伤风感冒及风湿痹痛等。

以产地命名的则更常见，如川芎、蜀椒、阿胶、浙贝母、滁菊等。

半夏的地下茎块成熟于夏季之半，夏枯草入夏后即全草枯萎，故它们是以采集时间命名的。以采集人命名的，则有何首乌，这是因为传说有姓何的老人长期服用此药，白发转黑而得名，其他还有徐长卿、管仲、刘寄奴等。

在目前常用的中草药中，也有不少是来自国外的，故它们的命名就颇有异国情调了。如曼陀罗，它的原意是美丽而细小的圆形花朵；诃黎勒则是"天主持来"的意思。

另外，有些中药的别名也颇耐人寻味。甘草有调和诸药的功效，尤似和事的国老，故又称"国老"；大黄泻下作用猛烈，功大力专，好似勇猛无敌的将军，故也称"将军"；其他如灶心土称"伏龙肝"，花生衣称"凤凰衣"等，也富有情趣。

一般说来，我们见到一味中药名，可以顾名思义，推测其形态、气味、功用，但也有名不副实的，千万不能望文生义。天花粉是栝楼的块根，万不可真的认为是花粉。

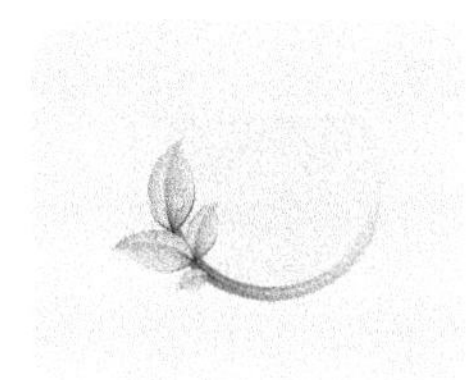

# 中药养生治病之理

西药重视化学成分和靶向作用,中药则重视性味和归经。

中药的药性是根据临床实际作用经过反复验证归纳而来的,是对药物多种功效的高度概括。具体来讲主要包括四气、五味和归经。

## (一)四气别寒热

四气是指寒、凉、温、热四种药性。温、热属于阳的性质,温的程度次于热;寒、凉属于阴的性质,凉的程度次于寒。凡能治疗寒凉证的药物则认为具有温热的性质;凡能治疗温热证的药物就具有寒凉的性质。比如说吃了黄连以后有下火的作用,就认定黄连是寒凉药。吃了干姜有温热的作用,就认定干姜是温热药。可见寒凉和温热是两类相反性质的药物。古人就是通过这种由实践到理论的方法认识药性的。寒凉药具有清热、泻火、解毒的作用;温热药具有温中、助阳、散寒的作用。

## (二)五味治百病

五味是指辛、甘、酸、苦、咸五种不同的味道,是通过人体的味觉器官辨别出来的,或根据临床经验归纳出来的一种理论。具体如下。

1. 辛　辛能发散、行气或润养。比如解表药麻黄、薄荷具有发散外邪作用,理气药木香、陈皮具有治疗气机阻滞作用,菟丝子具有滋养作用。

2. 甘　甘能滋补、和中、缓急。比如治疗虚证的滋补药,如党参、熟地;缓急止痛的调和药,如饴糖、甘草等。此外,淡味药也归于甘味,具有渗湿利尿的功效,如茯苓、通草等。

3. 酸　酸能收敛固涩。酸味药可用于治疗虚汗、虚泻、滑精,如山茱萸、五味子、五倍子等。

4. 苦　苦能泻火、燥湿、泻下。苦味药如清热的黄连,燥湿的苍术,降气平喘的苦杏仁。

5. 咸　咸能软坚、散积、润下。咸味药如治疗积块的瓦楞子、海浮石,治疗大便秘结的芒硝。

描述一种药物功效需性味结合。如紫苏辛温,也就是说紫苏味属辛而气属温,辛可发散,温可治寒,综合起来其功效发散寒邪,所以能治疗风寒感冒;而薄荷辛凉,味属辛而气属凉,辛可发散,凉可治热,其功效发散热邪,可以治疗风热感冒。一般来说,性味相同的药,作用也大致相同。比如说,如果你吃的药是苦味,一般都有泻火的作用;如果吃甜味的药,一般都有补养作用。可见药物的性味,与其功效密切相关,且有一定规律可循。

## （三）中药的靶向理论——归经

归经,即药物作用的定位,是以脏腑、经络理论为基础,体现了药物对于机体的选择性作用,即对某经某脏有明显的作用,医生用药要根据病情进行选择。药物的归经可因配伍的不同而改变,有根据药物性味确定归经,有根据药物功效确定归经。如辛入肺,陈皮、半夏、荆芥均味辛,故归肺经;甘入脾,饴糖、甘草、党参均味甘,故归脾经等,是按药物性味。再比如:紫苏子、白前能治疗咳喘,而咳喘为肺脏功能失调所致,故归肺经;茯神、柏子仁能治疗心悸、失眠,而心悸、失眠为心脏功能失调所致,故归心经,则是以药物功效确定归经。相对来讲根据药物疗效来确定归经,是前人通过长期临床观察的积累,逐步认识到某药对某病较有效,中医还有一个专用名词——"引经报使",以此确定药物的归经更为准确。

引经报使,是中医的专用名词,它指某些药物能引导其他药物到达病变部位的作用,好像向导一样,所以叫作引经报使。一种是引向经脉,如太阳经病,用羌活、防风为引；阳明经病，用升麻、葛根、白芷为引；少阳经病，用柴胡为引；太阴经病，用苍术为引；少阴经病，用独活为引；厥阴经病，用细辛、川芎、青皮为引。另一种是引向疾病所在。例如咽喉病须用桔梗载药上浮，到达咽喉部；又如治下肢病用牛膝为引，治上肢病用桑枝为引。只能认为这些药治疗咽喉、下肢、上肢的某些病有效，如果认为必须用这些药为引，那就不切合实际了。

一些药物具有特定的功能，它能够带领其他的药物到达病变部位。就好似"定位仪"一样，掌握了这些药物，临床用药时就能指哪打哪。

常用的引经药，按部位来归类。

1. 引药达头面　菊花、川芎、蔓荆子、苍耳子、辛夷花、藁本等。引药达额头：白芷。引药达头两侧：川芎。引药达目部：菊花。引药达鼻部：苍耳子、辛夷花。引药达巅顶：藁本。引药上行于头：蔓荆子。

2. 引药达上肢　桑枝、桂枝。其中引药达左上肢的为桂枝，引药达右上肢的为桑枝。

3. 引药达颈部　葛根。

4. 引药达背部　姜黄、防风。

5. 引药达腰背部　杜仲、川续断。

6. 引药达胸腹部　木香、砂仁。

7. 引药达少腹部　小茴香、艾叶。

8. 引药达下肢　木瓜、牛膝、鸡血藤、防己。

9. 引药走督脉　狗脊。

10. 引药达皮肤　蝉蜕。

11. 引药入胃　半夏。

12. 引药入肺　桑白皮。

13. 引药入肝　柴胡、当归。

14. 引药入心　丹参、黄连、石菖蒲。

15. 引药入脾　苍术、白术。

16. 引药入骨　威灵仙、油松节。

17. 引药上行　柴胡、升麻、桔梗、蔓荆子。

18. 引药下行　牛膝、代赭石、旋覆花。

用药如用兵，引经要分清；立方有法度，四两拨千斤。

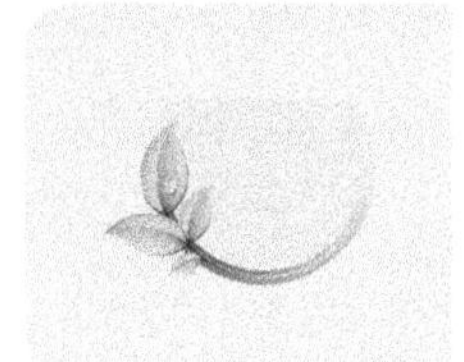

# 方良还需药优

## （一）货真价实——道地药材

中医讲究药材的生产地，不同地域出产的相同品种药材，由于气候、土质等多因素的不同，其功效是不一样的，故中药有道地药材之说。道地药材之说源于唐代"药王"孙思邈（581—682）。道在唐代是一个区域划分，不是行政划分。贞观元年（627），唐太宗根据自然地理形势，将全国划分为关内、河南、河东、河北、山南、陇右、淮南、江南、剑南、岭南十道。孙思邈认为人之生命贵于千金，故撰《备急千金要方》。晚年，又撰《千金翼方》以补其不足。在《千金翼方》"药出州土第三"篇中，首次记载各州之良药，相当于今天的道地药材。论曰："按本草所出郡县皆是古名，今之学人卒寻而难晓，自圣唐开辟，四海无外，州县名目，事事惟新，所以须甄明即因土地名号，后之学人容易即知，其出药土地，凡一百三十三州，合五百一十九种，其余州土皆有不堪进御，故不繁录耳。"意思是说古代的本草书上，记载草药的出产地郡县名都是古名，今人不易明白指的是当今某个县，为便于今人应用，他选择记录了当代常用的519种药物，以及133州主产地，其他地方出产的就不收录了。为此，古今医家都喜欢使用道地药材。在中医处方笺上，许多药名前标有"川""云""广"等产地，"川"即四川，"云"即云南，"广"即广东、广西。道地药材是指历史悠久、产地适宜、品种优良、产量宏丰、炮制考究、疗效突出、带有地域特点的药材，因生产较为集中，栽培技术、采收、加工也都有一定的讲究，从而较同种药材在其他地区所产者品质佳、疗效好。

道地药材的确定，目前主要有四种情况：① 是指同种异地出产的药材，在质量上有明显差异，如人参、地黄、杜仲、当归等，产地不同药效差异很大，常把某地出产的药材称为"道地药材"，而其他产地出产的则叫"非道地药材"。② 是指原产其他国的药物流传入中国之后，经过发展，在中国的某些或某一地区已经引种成功，如红花、木香等。③ 是指加工工艺的考究，其"道地"所在主要是指工艺上的。④ 是指一些正品药物的代用品，这些代用品相对于"道地"的正品药物而言，就是"非道地"的药材了。

传统的道地药材，主要有"浙八味""八大祁药""四大怀药"。

浙八味：杭菊花、杭麦冬、白芍、白术、玄参、延胡索、温郁金、浙贝母。

八大祁药：菊花、山药、紫菀、北沙参、薏苡仁、荆芥穗、白芷、天花粉。

四大怀药：怀地黄、怀山药、怀牛膝、怀菊花。

# （二）锦上添花——中药炮制

中药炮制是根据中医药理论，依照辨证施治用药的需要和药物自身性质，以及调剂、制剂的不同要求，所采取的制药技术。其目的主要在于：① 降低或消除药物的毒性或副作用。② 改变或缓和药物的性能。③ 增强药物功效。④ 改变或增强药物作用的部位和趋向。⑤ 便于调剂和制剂。⑥ 有利于贮藏及保存药效。⑦ 矫味矫臭，有利于服用。⑧ 提高药物净度，确保用药质量。

中药炮制方法通常分为修治、水制、火制、水火共制、其他制法5大类。① 修治法：包括挑、筛、簸、揉、拌、去毛、磨、捣或击、制绒。② 水制法：包括洗、淘、漂、泡、飞。③ 火制法：包括烘、焙、炒（清炒、麸炒、盐粒炒、米炒、土炒）、烫、煅（铁锅焖煅、铁锅煅、坩埚煅、直接火煅、灰火焖煅、炉火焖煅）、淬、炙（蜜炙、醋炙、酒炙、姜汁炙、盐水炙、油炙、羊油炙）、煨（面浆或纸浆包煨、烘煨、重麸炒煨、米汤煨）。④ 水火共制法：包括煮（清水煮、酒煮、醋制、酒醋同煮）、蒸（清蒸、酒蒸、醋蒸）。⑤ 其他制法：复制法、发酵法、制霜法、发芽法等。

中药炮制之后对药物性味有不同程度的影响。如姜汁制栀子，通过"反制"纠正药物过偏之性，能降低苦寒之性，以免伤中；胆汁制黄连，通过"从

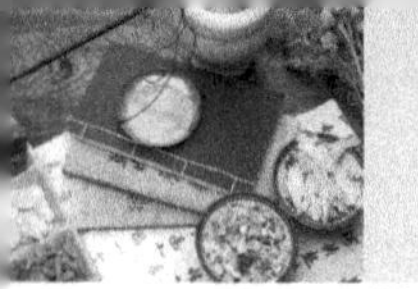



制"，使药物的性味增强，增强黄连苦寒之性，所谓寒者益寒；酒制仙茅，增强仙茅温肾壮阳作用，所谓热者益热；胆汁制成的天南星，将天南星辛温燥湿的特性转为苦凉，具有清热化痰、息风定惊的功效，从而扩大了药物的用途。其他还可以通过炮制，改变药物的升降浮沉与归经，如酒制引药上行，盐渍引药下行入肾经，醋制入肝经，蜜制入脾经，盐制入肾经等。

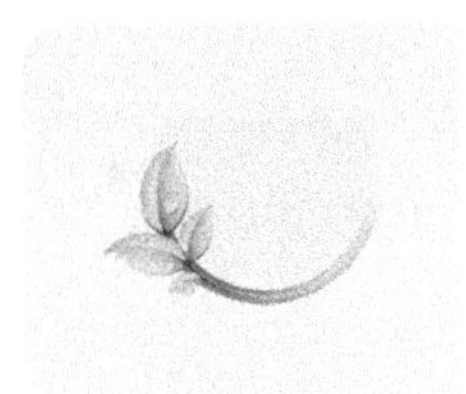

# 1+1 > 2法则——中药的配伍

古代医家把单味药的应用同药与药之间的配伍关系称为药物的"七情"。其中首先谈到"单行"。单行就是指用单味药治病。病情比较单纯，选用一味针对性较强的药物即能获得疗效。但是，绝大多数疾病复杂，单味药不能胜任，为了增强疗效，减低副作用，就必须要进行多味药物的相互配伍。前人总结的"七情"之中，除"单行"外，其余还有六个方面。

## （一）相须

即性能功效相类似的药物配合应用，以增强原有药物单用的疗效。如石膏与知母配合，能明显增强清热泻火的作用；大黄与芒硝配合，能明显增强攻下泻热的作用；全蝎、蜈蚣同用，能明显增强止痉定搐的作用。

## （二）相使

即在性能功效方面有某些共性，或性能功效虽不相同，但是治疗目的一致的药物配合应用，而以一种药为主，另一种药为辅，能提高主药疗效。如补气利水的黄芪与健脾利水的茯苓配合，茯苓能提高黄芪补气利水的作用；黄连配木香治湿热泻痢，腹痛里急，以黄连清热燥湿、解毒止痢为主，木香调中宣滞、行气止痛，可增强黄连治疗湿热泻痢的作用。

## （三）相畏

即一种药物的毒性反应或副作用，能被另一种药物减轻或消除。如生半夏和生南星的毒性能被生姜减轻或消除，所以说生半夏和生南星畏生姜。

## （四）相杀

即一种药物能减轻或消除另一种药物的毒性或副作用。如生姜能减轻或消除生半夏和生南星的毒性或副作用，所以说生姜杀生半夏和生南星的毒。由此可知，相畏、相杀实际上是同一配伍关系的两种不同提法。

## （五）相恶

即两药合用，一种药物能使另一种药物原有功效降低，甚至丧失。如人参恶莱菔子，因莱菔子能削弱人参的补气作用。相恶，只是两药的某方面或某几方面的功效减弱或丧失，并非两药的各种功效全部相恶。

## （六）相反

即两种药物合用，能产生或增强毒性反应或副作用。如"十八反"（甘草反甘遂、大戟、海藻、芫花；乌头反贝母、瓜蒌、半夏、白蔹、白及；藜芦反人参、沙参、丹参、玄参、细辛、芍药）、"十九畏"（硫黄畏朴硝，水银畏砒霜，狼毒畏密陀僧，巴豆畏牵牛，丁香畏郁金，川乌、草乌畏犀角，牙硝畏三棱，官桂畏赤石脂，人参畏五灵脂）。

"十八反"歌诀：

本草明言十八反，半蒌贝蔹及攻乌；
藻戟遂芫具战草，诸参辛芍叛藜芦。

"十九畏"歌诀：

硫黄原是火中精，朴硝一见便相争。

水银莫与砒霜见，狼毒最怕密陀僧。

巴豆性烈最为上，偏与牵牛不顺情。

丁香莫与郁金见，牙硝难合京三棱。

川乌草乌不顺犀，人参最怕五灵脂。

官桂善能调冷气，若逢石脂便相欺。

大凡修合看顺逆，炮爁炙煿莫相依。

临床上，我们要尽量避免"十八反"，但这也不是绝对，张仲景的方子中也有附子与半夏同用者。不过，我们不能贸然试用。

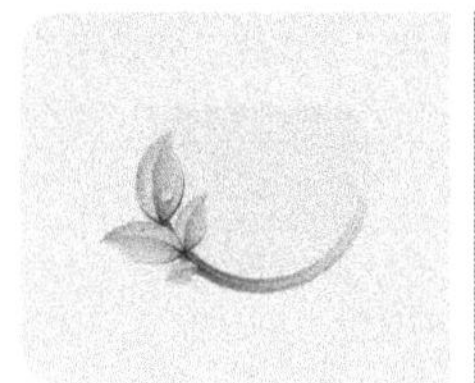

# 方剂是这样组成的

## （一）七方

七方，始见于《黄帝内经》，即指大方、小方、缓方、急方、奇方、偶方、复方。

1. 大方　指药味多或药味少而药量大，以治疗邪气强盛，或治下焦重病，需顿服的方剂，如治阳明腑实证的大承气汤。

2. 小方　指药味少或药味多而药量小，以治疗邪气轻浅，或治疗上焦疾病的方剂，如辛温解表轻剂葱豉汤。

3. 缓方　指药性缓和，可长期服用，适用于慢性虚弱性病证的方剂，如治中气虚弱、脾运不健的四君子汤。

4. 急方　指药性猛峻而用于病势危急，需迅速救治，急于取效的方剂，如回阳救逆的四逆汤。

5. 奇方　指单味药的方或合于单数药物的方剂，如治疗少阴病咽痛的甘草汤。

6. 偶方　指两味药的方或药物合于双数的方剂，如治疗肝肾阴虚的二至丸。

7. 复方　指两方或数方结合使用而治疗复杂疾病的方剂，如治疗气血两虚的八珍汤，由治气虚的四君子汤和治血虚的四物汤组成。

## （二）十剂

十剂的分类方法，据李时珍《本草纲目》序中记载为徐之才始创，至宋代

《圣济总录》始名"十剂"。十剂，即指宣剂、通剂、补剂、泄剂、轻剂、重剂、涩剂、滑剂、燥剂、湿剂。

1. 宣剂　即"宣可决壅"，是指郁塞的病，可以用宣剂达到散的目的，如《伤寒论》中涌吐痰食的瓜蒂散。

2. 通剂　即"通可去滞"，是指留滞之证，可以用通剂达到遁利的目的，如《伤寒论》中治水蓄不行之证的五苓散。

3. 补剂　即"补可扶弱"，是指虚弱的病证，可以用补剂达到去弱的目的，如《太平惠民和剂局方》中治脾肺气虚证的四君子汤。

4. 泄剂　即"泄可去闭"，是指病邪形成的实证，可以用泄剂达到泻除实邪的目的，如《伤寒论》中治水停胁下证的十枣汤。

5. 轻剂　即"轻可去实"，是指风邪在表的实证，可以用轻剂达到发散的目的，如《伤寒论》中治风寒表实证的麻黄汤。

6. 重剂　即"重可镇怯"，是指质重的药剂，可以达到镇坠、镇静的目的，如《兰室秘藏》中治惊悸失眠证的朱砂安神丸。

7. 涩剂　即"涩可固脱"，是指收敛的药方，可以达到固涩的目的，如《医方集解》中治遗精的金锁固精丸。

8. 滑剂　即"滑可去著"，是指在体内的有形实邪，凝结于体内，可以用滑剂达到滑利的目的，如《普济方》中治石淋的石韦散。

9. 燥剂　即"燥可去湿"，是指湿邪停滞，可以用燥湿的方剂达到治疗的目的，如《太平惠民和剂局方》中治湿浊内盛的大便溏薄证的平胃散。

10. 湿剂　即"湿可润燥"，是指津血枯燥的病证，可以用滋润的方剂达到治疗的目的，如《洪氏集验方》中治虚劳干咳证的琼玉膏。

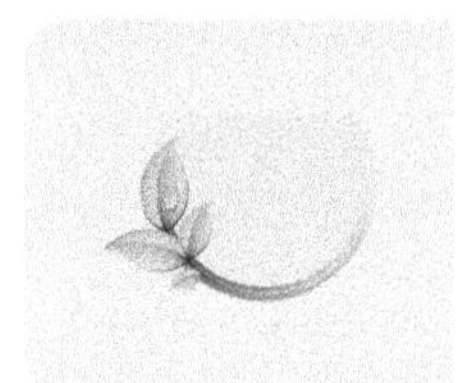

# 因病因人而异的中药剂型

## （一）常见中药剂型

中药剂型传统的有丸、散、膏、丹、酒、露、汤、饮、胶、茶、糕、锭、线、条、棒、钉、灸、熨、糊等。经过技术改良的现代剂型有片剂、胶囊剂、颗粒剂、气雾剂、注射剂、膜剂等。

目前中药剂型一种是按给药途径和方法分类，例如经胃肠道给药的剂型有合剂、糖浆剂、颗粒剂、丸剂、片剂等；经直肠给药的剂型有灌肠剂、栓剂等。非胃肠道给药中注射给药的剂型有静脉、肌内、皮下、皮内及穴位注射剂；呼吸道给药的剂型有气雾剂、吸入剂等；皮肤给药的剂型有洗剂、搽剂、软膏剂、糊剂、涂膜剂、透皮贴膏等；黏膜给药的剂型有滴眼剂、滴鼻剂、口腔膜剂、舌下片剂、含漱剂等。这种分类方法与临床用药联系较好，能反映给药途径与方法以及对剂型制备的工艺要求，但同一剂型往往有多种给药途径，可能多次出现于不同分类的给药剂型中。

另一种主要是按剂型的形态分类，可将其分为经过溶解、搅拌的液体剂型（如汤剂、酒剂、露剂、注射剂等），经过熔化或研匀制备的半固体剂型（如软膏剂、糊剂等），经过粉碎、混匀的固体剂型（如颗粒剂、片剂、栓剂、膜剂等）和气体剂型（如气雾剂、吸入剂等）。

常见中药剂型有：

1. 固体制剂　具有制剂稳定，携带和使用方便的特点。

（1）散剂：系指药材或药材提取物经粉碎、均匀混合而制成的粉末状制剂，分为内服散剂和外用散剂。散剂粉末颗粒的粒径小，容易分散，起效快。外用散剂的覆盖面积大，可同时发挥保护和收敛作用。散剂制备工艺简单，剂量易于控制，便于婴幼儿服用。但也应注意散剂由于分散度大而造成吸湿性、化学活性、气味、刺激性等方面的影响。

（2）颗粒剂：系指药材的提取物与适宜的辅料或药材细粉，制成具有一定粒度的颗粒状剂型。颗粒剂既保持了汤剂作用迅速的特点，又克服了汤剂临用时煎煮不便的缺点，且口味较好、体积小，但易吸潮。根据辅料不同，可分为无糖颗粒剂型和有糖颗粒剂型，近年来无糖颗粒剂型的品种逐渐增多。

（3）胶囊剂：系指将药材用适宜方法加工后，加入适宜辅料填充于空心胶囊，或密封于软质囊材中的制剂，可分为硬胶囊、软胶囊（胶丸）和肠溶胶囊等，主要供口服。胶囊剂可掩盖药物的不良气味，易于吞服；能提高药物的稳定性及生物利用度；对药物颗粒进行不同程度包衣后，还能定时、定位释放药物。

（4）丸剂：系指将药材细粉或药材提取物，加适宜的黏合剂，或其他辅料制成的球形或类球形制剂，分为蜜丸、水蜜丸、水丸、糊丸、蜡丸、浓缩丸等类型。其中，蜜丸分为大蜜丸、小蜜丸，水蜜丸的含蜜量较少；水丸崩解较蜜丸快，便于吸收；糊丸释药缓慢，适用于含毒性成分或药性剧烈成分的处方；蜡丸缓释、长效，且可达到肠溶效果，适合毒性和刺激性较大药物的处方；浓缩丸服用剂量较小。

（5）滴丸剂：系指药材经适宜的方法提取、纯化、浓缩，并与适宜的基质加热熔融混匀后，滴入不相混溶的冷凝液中，收缩冷凝而制成的球形或类球形制剂。滴丸剂服用方便，可含化或吞服，起效迅速。

（6）片剂：系指将药材提取物，或药材提取物加药材细粉，或药材细粉与适宜辅料混匀压制成的片状制剂。主要供内服，也有外用或其他特殊用途者。其质量较稳定，便于携带和使用。按药材的处理过程，可分为全粉末片、半浸膏片、浸膏片、提纯片。

（7）胶剂：系指以动物的皮、骨、甲、角等为原料，水煎取胶质，经浓缩干燥制成的固体块状内服制剂，含丰富的动物水解蛋白类等营养物质。作为传统的补益药，多烊化兑服。

（8）栓剂：系由药材提取物或药材细粉，与适宜基质混合，制成供腔道给

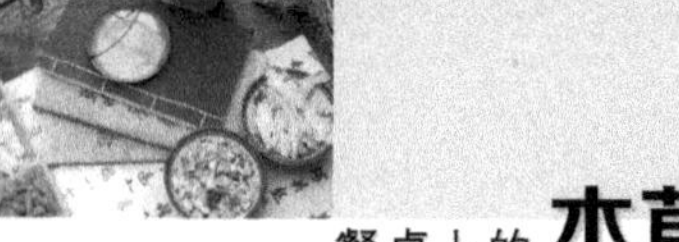

药的制剂。既可作为局部用药剂型，又可作为全身用药剂型。全身用药时，不经过胃，且无肝脏首过效应，生物利用度优于口服；对胃的刺激性和肝的副作用小，对不能口服药物的患者尤为适宜。

（9）丹剂：系指由汞及某些矿物药，在高温条件下，烧炼制成不同结晶形状的无机化合物，如红升丹、白降丹等。此剂型含汞，毒性较强，只能外用。

（10）贴膏剂：系指将药材提取物、药材和（或）化学药物，与适宜的基质和基材，制成供皮肤贴敷，可产生局部或全身作用的一类外用制剂。包括橡胶膏剂、巴布膏剂和贴剂等。贴膏剂用法简便，兼有外治和内治的功能。近年来发展起来的巴布膏剂，是以水溶性高分子材料为主要基质，加入药物制成的外用制剂，和传统的中药贴膏剂相比，能快速、持久地透皮释放基质中所包含的有效成分，具有给药剂量较准确、吸收面积小、血药浓度较稳定、使用舒适方便等优点。

（11）涂膜剂：系指由药材提取物或药材细粉，与适宜的成膜材料，加工制成的膜状制剂。可用于口腔科、眼科、耳鼻喉科、创伤科、烧伤科、皮肤科及妇科等。作用时间长，且可在创口形成一层保护膜，对创口具有保护作用。一些鼻腔、皮肤用药膜，亦可起到全身作用。

2. 半固体剂型

（1）煎膏剂：系指将药材加水煎煮，取煎煮液浓缩，加炼蜜或糖（或转化糖）制成的稠厚状半流体制剂，适用于慢性病或需要长期连续服药的疾病。传统膏滋属于此剂型，以滋补为主而兼治疗作用。

（2）软膏剂：系指将药材提取物或药材细粉，与适宜基质混合，制成半固体外用制剂。常用基质分为油脂性、水溶性和乳剂基质。

（3）凝胶剂：系指药材提取物与适宜基质制成、具有凝胶特性的半固体，或稠厚液体制剂。按基质不同，可分为水溶性凝胶和油性凝胶。适用于皮肤黏膜及腔道给药。

3. 液体制剂

（1）合剂：系指药材用水或其他溶剂，采用适宜方法提取制成的口服液体制剂，是在汤剂基础上改进的一种剂型，易吸收，能较长时间贮存。

（2）口服液：系指在合剂的基础上，加入矫味剂，按单剂量灌装，灭菌制成的口服液体制剂。口感较好，近年来无糖型口服液逐渐增多。

（3）酒剂：系指将药材用蒸馏酒提取制成的澄清液体制剂。酒剂较易吸收。小儿、孕妇及对乙醇过敏者不宜服用。

（4）酊剂：系指将药材用规定浓度的乙醇提取或溶解，制成的澄清液体制剂。有效成分含量高，使用剂量小，不易霉败。小儿、孕妇及对乙醇过敏者不宜服用。

（5）糖浆剂：系指含药材提取物的浓蔗糖水溶液。比较适宜儿童使用，糖尿病患者慎用。

（6）注射剂：系指药材经提取、纯化后制成的供注入体内的溶液、乳状液及供临用前配制成溶液的粉末或浓溶液的无菌制剂。药效迅速，便于昏迷、急症、重症、不能吞咽或消化系统障碍患者使用。

4. 气体剂型　气雾剂：系指将药材提取物、药材细粉，与适宜的抛射剂，共同封装在具有特殊阀门装置的耐压容器中，使用时借助抛射剂的压力，将内容物喷出，呈雾状、泡沫状或其他形态的制剂。其中以泡沫形态喷出的称泡沫剂。不含抛射剂，借助手动泵的压力，或其他方法，将内容物以雾状等形态喷出的制剂为喷雾剂。可用于呼吸道吸入以及皮肤、黏膜或腔道给药。

# （二）中药剂型创新

传统的中药制剂有汤、丸、散、膏、丹等。在漫长的医疗实践中，医家们积累了丰富的经验，在防病治病方面发挥了巨大作用。但与现代药物制"三效"（高效、速效、长效）和"三小"（剂量小、毒性小、副作用小）的目标相对照，中药制剂无论在品种还是质量上都不能满足现代人对医疗制剂的要求。这是中药走向世界的主要障碍，也是阻碍中医药现代化的重要因素。中药剂型的改革势在必行。

回顾现代药剂学的发展历程，现代药剂学经历了物理药剂学、生物药剂学和临床药剂学三个重要阶段，其结果是打破了化学结构是唯一决定药物疗效的传统观念，证明剂型因素同样制约着药物的作用效果。西药制剂从其发展进程来说分为四代：第一代是常规制剂，第二代是长效和缓释制剂，第三代是控释制剂，第四代是靶向制剂。目前，中药剂型的改革基本上在走西药制剂发展的道路，其主要表现有以下四个方面。

1. 缓释制剂的研究　如雷公藤缓释片所含乙酯提取物与普通片相当，每日剂量一致，但生物利用度提高，毒副作用减轻。用网状多孔性纤维材料制备的复方山绿茶缓释袋泡剂，在1～8小时内总黄酮可按零级释药，每日1袋用于治疗高血压和高脂血症疗效满意。

2. 靶向制剂的研究　如散结化瘀冲剂浸膏与氟尿嘧啶混合物的磁性微球，包球率达83%；人参皂苷脂质体增强了药物的靶向性和生物利用度；汉防己甲素经脂质体包裹后细胞毒性减轻。

3. 透皮制剂的研究　透皮制剂具有可克服首过效应、减轻毒副作用和可随时去掉的优点，日益受到人们的青睐。膏药被认为是一种传统的透皮制剂。将黄连膏贴于大鼠背部后，可用高效液相色谱法（HPLC）测到尿中的黄连素。目前还致力于中药透皮催化药物的研究，如薄荷醇、冰片被认为有着悠久的历史，不但积累了丰富的治疗经验，而且也孕育了博大精深的理论。中药外治法的研究方兴未艾，发展前途无量。

4. 其他制剂的研究　为适应急症治疗的注射剂，如双花黄连针、清开灵针等；为适应临床各科的新剂型还有灌肠剂、栓剂、喷雾剂、气雾剂、涂膜剂、膜剂、乳剂、滴丸和滴鼻剂等。现在已有单味药颗粒剂问世，其提取方法类似奶粉提取工艺，既可单用，亦可相互配伍使用，不必蒸煮，冲饮即可，既保留了汤剂随症加减的优势，又克服了携带使用不便、保存性差的不足，是汤剂改革的重要举措。

中药剂型的改革必须掌握三个原则：一是始终要坚持中医理论的指导，舍此，即不成为中药剂型；二是中药制剂应该是具有稳定明确的成分指标，以及可重复的药理和临床效用数据的"标准化制剂"，只有这样，才能真正实现中药制剂的现代化，才能为全世界所接受；三是坚持疗效至上，有的处方制成新剂型后药效明显降低，这可能是由于药物的性质不适于新的剂型，也有可能是由于制剂工艺的改变而导致有效成分的损失。但无论如何，疗效不理想的新剂型绝不是成功的剂型改革。

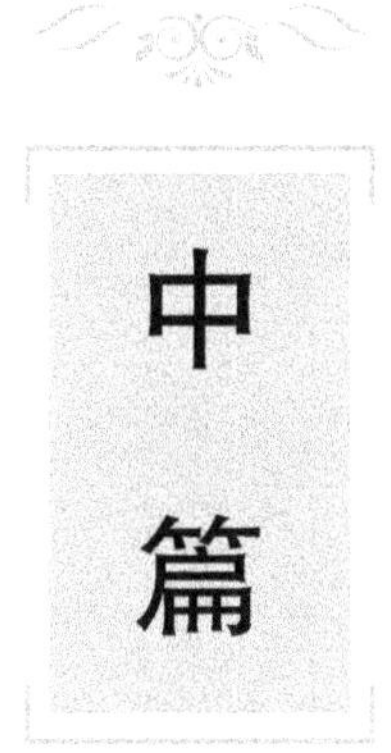

# 中篇

# 常用本草食材

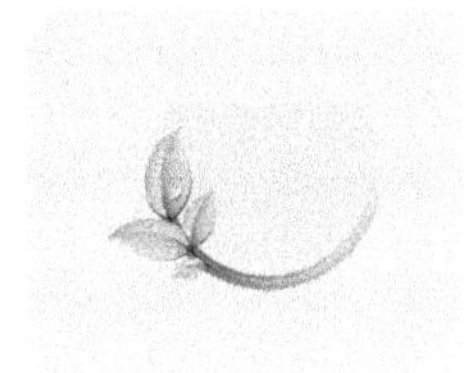

# 植 物 类

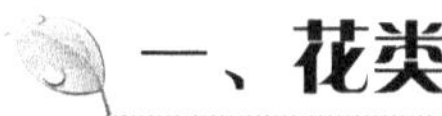

## 一、花类

### 扁 豆 花

**【别名】** 南豆花。

**【来源】** 豆科植物扁豆，7～8月采收未完全开放的花，晒干或阴干。以朵大、色白、气香者为佳，鲜用时随用随采。主产于浙江、安徽、河南。

**【性味归经】** 性平，味甘，归脾、胃、大肠经。

**【功效主治】** 解暑化湿，止泻止带。用于中暑发热，呕吐泻泄，白带。

**【用法用量】** 内服，3～9克。鲜者加倍。

**【禁忌】** 扁豆花内含血凝素，故不可过量服用。

**【成分、药理】** 花含有原花青苷、黄酮类、花青素、香豆精等，可抑制宋氏、福氏志贺菌生长而发挥抗菌作用。

**【药治】**

豆花散　健脾化湿。治妇女白崩不止。扁豆花（紫者勿用）焙干为末，炒米煮饮入

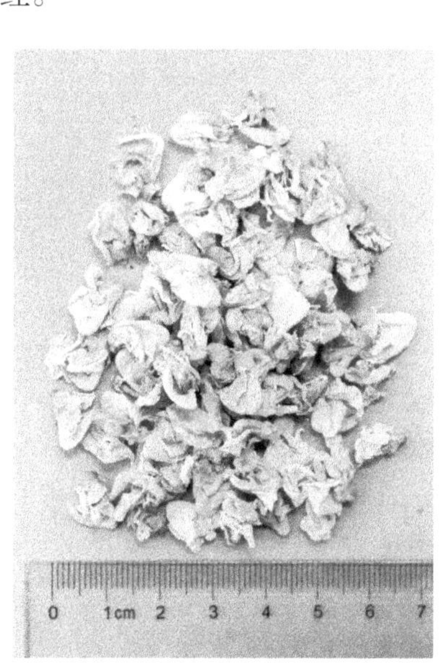

烧盐,空心服(《世医得效方》)。

**【食养】**

豆花馄饨　化湿止泻。可用于泻痢者。扁豆花正开者,择净勿洗,以滚汤瀹过,和小猪脊肉一条,葱一根,胡椒七粒,酱汁拌匀,就以瀹豆花汁和面包作小馄饨,炙熟食之(《必用食治方》)。

# 玳 玳 花

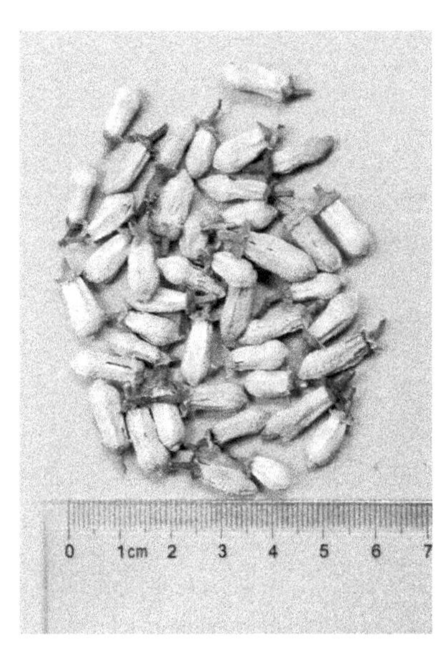

**【别名】**　代代花、枳壳花、酸橙花。

**【来源】**　为芸香科柑橘属植物玳玳花的花蕾。5～6月采摘花蕾,先用急火烘至七八成干,呈现黄色后,再用文火烘至全干,切勿烘焦。主产于江苏、浙江。

**【性味归经】**　性微寒,味苦、酸,归肝、胃经。

**【功效主治】**　行气宽中,消食化痰。用于胸中痞闷,脘腹胀痛,呕吐食少。

**【用法用量】**　内服,3～9克。鲜者加倍。外用:捣敷。

**【成分药理】**　花蕾含挥发油。油中主要含柠檬烯、芳樟醇、牻牛儿醇、香茅醇、缬草酸等。玳玳花全草都含有强心苷和非强心苷的多种成分,具有强心、利尿、镇静及减慢心率的功能,能降低神经系统的兴奋性和脊髓反射功能亢进。

**【药治】**

五花饮　理气养胃。治胸中痞闷、脘腹胀痛诸证。绿萼梅、厚朴花、玫瑰花、佛手花、玳玳花(魏长春方)。

**【食养】**

玳玳花茶　行气宽中,消食去脂。可用于腹胀、小腹赘肉较多者。

# 丁　香

**【别名】**　公丁香（花蕾）、母丁香（果实）。

**【来源】**　桃金娘科植物丁香的花蕾和果实。花蕾开始呈白色，渐次变绿色，最后呈鲜红色时可采集。将采得的花蕾除去花梗，晒干即成。药材主产于坦桑尼亚、马来西亚、印度尼西亚等地。以个大、粗壮、色红棕、油性足、能沉于水、香气浓郁、无碎末者为佳。个小，香味淡，有碎末的不宜选购。以公丁香为佳。

**【性味归经】**　性温，味辛，归脾、胃、肺、肾经。

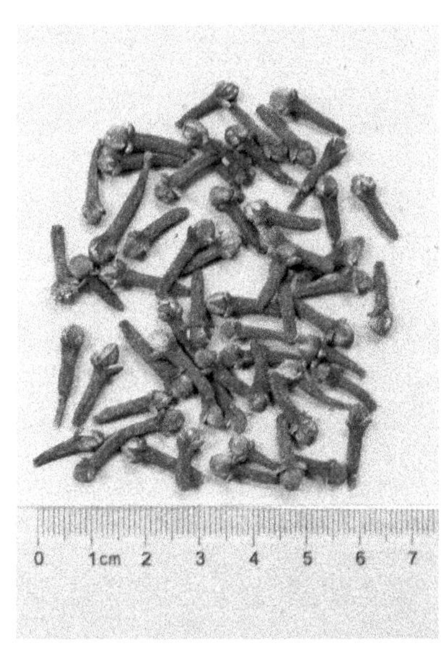

**【功效主治】**　温中降逆，补肾助阳。用于脾胃虚寒，呃逆呕吐，食少吐泻，心腹冷痛，肾虚阳痿。

**【用法用量】**　内服，1～3克。

**【禁忌】**　不宜与郁金同用。热病及阴虚内热者忌服。

**【成分药理】**　花蕾（公丁香）含挥发油（含丁香酚、乙酰丁香酚及少量的丁香烯、甲基正戊酮、甲基正庚酮、香荚兰醛），尚含齐墩果酸、鞣质、脂肪油及腊。果实（母丁香）含挥发油。能驱蛔虫、钩虫，并对葡萄球菌、链球菌、大肠埃希菌、伤寒杆菌、铜绿假单胞菌等有抑制作用，还可缓解腹部气胀，增加胃液分泌，增强消化能力，减轻恶心呕吐。丁香油及丁香酚对皮肤真菌均有抑制作用，且对皮肤无刺激，吸收良好。

**【药治】**

1. 丁香柿蒂汤　温中益气，降逆止呃。治胃气虚寒，呃逆不已，胸痞脉迟者。临床常用于治疗神经性呃逆、膈肌痉挛等属胃中虚寒者。丁香6克，生姜、柿蒂各9克，人参3克。水煎服（《症因脉治》）。

2. 代针膏　温阳排脓。治痈疽脓熟不溃。乳香二分，巴豆（去壳炒焦）、碱、白丁香各五分。为细末，水调点疮头上，常以碱水润之，勿令干（《外科理例》）。

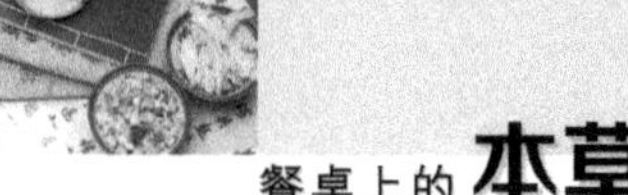

3. 丁香散　益气温中，降逆止呕。治妊娠霍乱吐泻、烦闷。丁香半两，人参（去芦头）半两，陈橘皮（汤浸去白瓤，焙）三分。为末，入生姜半分，枣五枚，水煎，温分三服（《太平圣惠方》）。

**【食养】**

1. 调味　主要用于肉类、糕点、腌制食品、炒货、蜜饯、饮料的制作调味。

2. 丁香粥　温中暖胃，补肾助阳。用于胃脘冷痛、不思饮食、肾虚阳痿以及脾胃虚寒者。取丁香5克，大米100克，姜少许，红糖适量。将丁香、姜片洗净，一同放入锅中，加入适量清水，煎汁待用；大米洗净，放入砂锅，加入清水，以大火煮沸，加入红糖，转小火熬粥，粥成后加入丁香汁。早、晚空腹温服，每日1剂。

3. 丁香鸡　温中降逆，散寒止痛。可用于脾胃虚弱、反胃呕吐所致的胃痛。取丁香5克，胡椒粉5克，笋片15克，香菇25克，盐少许，葱、姜各适量，料酒少许，鸡1只。将材料洗净，笋片、香菇分别切片，鸡剁成块，过沸水余烫，一同放入砂锅，加入适量清水、葱、姜、料酒、丁香，大火煮沸后转小火煮45分钟，临起锅加入盐调味即可。佐餐食用，每周1次。

# 槐花（附：槐米）

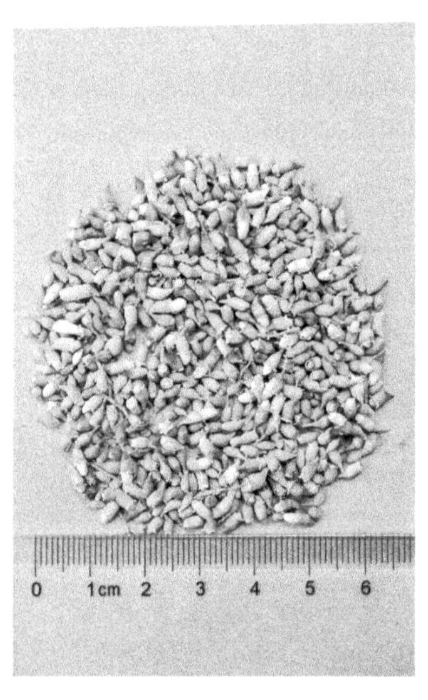

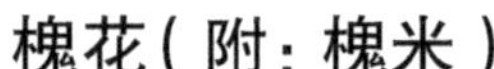

**【别名】**　槐蕊、槐花米、豆槐。

**【来源】**　豆科植物的花及花蕾，每年夏季，花初开时采，习称"槐花"；花未开时采收花蕾，习称"槐米"。其炮制方法有三种：一是除去杂质及灰屑，当日晒干，为槐花；二是取净槐花，按清炒法炒至表面深黄色，为炒槐花；三是取净槐花，按炒炭法炒至表面焦褐色，为槐花炭。

**【性味归经】**　性微寒，味苦，归肝、大肠经。

**【功效主治】**　凉血止血，清肝泻火。用于便血，痔血，血痢，崩漏，吐血，衄血，肝热目赤，头痛眩晕。

【用法用量】　内服,5～9克。外用适量。

【禁忌】　脾胃虚寒及阴虚发热者慎服。

【成分药理】　槐花含芦丁、槲皮素、鞣质、槐花二醇、维生素A等物质。芦丁能改善毛细血管功能,防止因毛细血管脆性过大、渗透性过高引起出血。

【药治】

1. 槐花散　凉血止痢。治血痢久不止,无腹痛及里急后重者。青皮、槐花、荆芥穗各等分。水煎,空腹热服(《洁古家珍》)。

2. 地榆散　凉血止血。治肠痔,下部生核肿痛,发寒热,出血。地榆、甘草(生炙各半)、陈槐花(生炒各半)各一两。为细末。每服二钱匕,以浓煎枳壳、桑根白皮汤调下,食前服(《圣济总录》)。

3. 蒲槐散　凉血止血。治鼻衄不止。蒲黄、槐花各半两,防己、人参各一分。为细末,每服一钱匕,以水调下,食后服(《圣济总录》)。

4. 槐花酒　清肝泻火。治发背及一切肿毒焮痛,脓已成或未成。槐花四五两,炒黄,趁热入酒二杯,煎沸,热服(《寿世保元》)。

5. 黄连闭管丸　清肝泻火,散瘀排脓。治痔漏成管。胡黄连(净末)一两,穿山甲(麻油内煮黄)、石决明(煅)、槐花(微炒)各五钱。为末,蜜丸如麻子大。每服一钱,空腹米汤送下,日二服。如漏四边有硬肉突起者,加蚕茧二十个,炒末和入药中(《外科正宗》)。

【食养】

1. 槐花饭　清肝泻火。可用于肝火偏旺者。采半开的槐花,以清水洗沥干净,放进盆里,倒入面粉,搅拌后倒入放好纱布的笼屉上,并在槐花堆中扎几个出气孔,上火蒸十余分钟即可食用。

2. 槐花芝麻肉饼　滋阴润燥,凉血明目。可用于肝肾亏虚,阴虚血热,长期伏案工作有痔疮者。鲜嫩槐花300克,干淀粉250克,猪肉200克,油、盐、鸡蛋、葱、芝麻等各适量。将猪肉剁成肉末,与槐花、鸡蛋液、干淀粉、葱、盐、油等调成肉泥,外粘炒熟的芝麻压成圆饼。热锅上油,烧至六成热,将槐花圆饼逐个炸至金黄色捞出,沥干油即可。

3. 菊槐茶　清肝明目,疏风降火。可用于目赤、眼目昏花、消渴等症。槐花、菊花、绿茶各3克,赤砂糖适量。将槐花、菊花与茶叶同放在茶壶中,以沸水沏泡,调入适量的赤砂糖,即可饮用。

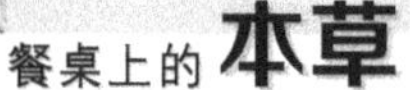



# 金 银 花

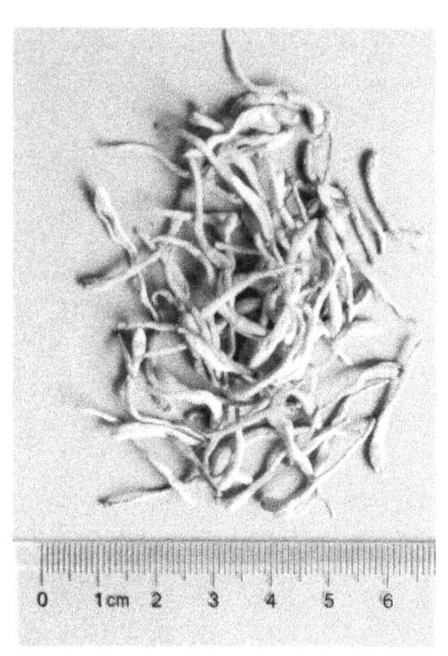

【别名】　银花、双花、二宝花。

【来源】　忍冬科植物忍冬的干燥花蕾或带初开的花。夏初花开放前采收，干燥。以山东产量最大，河南产的质量较佳。

【性味归经】　性寒，味甘，归肺、心、胃经。

【功效主治】　清热解毒，疏散风热。用于痈肿疔疮，喉痹，丹毒，热毒血痢，风热感冒，温病发热。

【用法用量】　内服，6～15克。

【禁忌】　脾胃虚寒及气虚疮疡脓清者慎服。

【成分药理】　花含木犀草素、肌醇约1%及皂苷、鞣质等。具有抗菌、解热、抗内毒素作用。

【药治】

1. 银翘散　辛凉透表，清热解毒。治太阴风温、温热，冬温初起，但热不恶寒而渴者。金银花一两，连翘一两，苦桔梗六钱，薄荷六钱，竹叶四钱，生甘草五钱，荆芥穗四钱，淡豆豉五钱，牛蒡子六钱。上杵为散，每服六钱，鲜苇根汤煎服(《温病条辨》)。

2. 回疮金银花散　清热解毒。治疮疡痛，色变紫黑者。金银花(连衣)二两，黄芪四两，甘草一两。上锉细，酒一升，入瓶内，闭口(《活法机要》)。

【食养】

1. 银花漱口液　托毒解毒。可用于咽喉炎、口腔溃疡等。金银花15克，生甘草3克，煎水含漱。

2. 金银花饮　开胃消食。可用于热病后期，余热未清，胃纳欠佳者。金银花、山楂热水冲泡，代茶饮。

3. 三花茶　清热解毒。可用于头痛口渴、咽喉肿痛。金银花10克，菊花10克，茉莉花3克，加入沸水泡茶饮用。

# 菊　花

**【别名】**　滁菊、亳菊、杭菊、贡菊。

**【来源】**　菊科植物菊的干燥头状花序。9～11月花盛开时分批采收，阴干或焙干，或熏、蒸后晒干。药材按产地和加工方法不同，分为"亳菊""滁菊""贡菊""杭菊"。亳菊：呈倒圆锥形或圆筒形，有时稍压扁呈扇形，直径1.5～3厘米，离散。气清香，味甘、微苦。滁菊：呈不规则球形或扁球形，直径1.5～2.5厘米。贡菊：呈扁球形或不规则球形，直径1.5～2.5厘米。杭菊：呈碟形或扁球形，直径2.5～4厘米。

**【性味归经】**　性微寒，味甘、苦，归肺、肝经。

**【功效主治】**　散风清热，平肝明目。用于风热感冒，头痛眩晕，目赤肿痛，眼目昏花。

**【用法用量】**　内服，5～9克。

**【禁忌】**　脾胃虚寒者慎用。

**【成分药理】**　花和茎含挥发油，并有腺嘌呤、胆碱、水苏碱等。花又含菊苷、氨基酸、黄酮类及微量维生素$B_1$。挥发油主要含龙脑、樟脑、菊油环酮等。黄酮类有木犀草素-7-葡萄糖苷、大波斯菊苷、刺槐苷。尚含丁二酸二甲基酰肼。有抗病原体、增强毛细血管抵抗力作用。

**【药治】**

1. 桑菊饮　辛凉解表，疏风清热，宣肺止咳。治太阴风温，但咳，身不甚热，微渴者。杏仁二钱，连翘一钱五分，薄荷八分，桑叶二钱五分，菊花一钱，苦桔梗二钱，甘草八分，苇根二钱。水二杯，煮取一杯，日三服（《温病条辨》）。

2. 杞菊地黄丸　滋肾养肝。治肝肾不足，虚火上炎，目赤肿痛，久视昏暗，迎风流泪，怕日羞明，头晕盗汗，潮热足软。枸杞子、甘菊花、熟地黄、山茱萸、怀山药、白茯苓、牡丹皮、泽泻。炼蜜为丸（《医级》）。

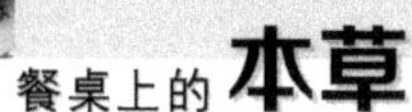

3. 菊睛丸　补肾明目。治肝肾不足，眼目昏暗。甘菊花四两，巴戟（去心）一两，苁蓉（酒浸，去皮，炒，切，焙）二两，枸杞子三两。上为细末，炼蜜丸，如梧桐子大。每服三十丸至五十丸，温酒或盐汤下，空心食前服（《太平惠民和剂局方》）。

**【食养】**

1. 凉拌菊花　清肝明目。用于有糖尿病、高血压患者的凉拌菜。苹果丝、梨丝与菊花可做成沙拉；黄瓜丝、胡萝卜丝与菊花配制无糖型凉菜。

2. 菊花羹　去烦热，利五脏。可用于头晕目眩、风热上扰之症。将菊花与银耳或莲子煮或蒸成羹食，加入少许冰糖。

3. 菊花膏　疏风清热，平肝明目。可用于肝火旺盛、用眼过度导致的双眼干涩之症。以鲜菊花加水煎熬，滤取药汁并浓缩，兑入炼好的蜂蜜，制成膏剂。

4. 菊花糕　清凉去火。可用于目赤、咽疼、耳鸣、风热感冒等症。把菊花拌在米浆里，蒸制成糕，或用绿豆粉与菊花制糕。

5. 菊花茶　平肝明目。可用于头昏脑涨、目赤肿痛、嗓子疼、肝火旺以及血压高的人群，以消除眼睛水肿及疲劳。用菊花泡茶，每次放上七八粒，再用沸水冲泡2～3分钟即可。待水七八成热时，可看到茶水渐渐成微黄色。每次饮用时，不要一次饮完，要留下三分之一杯的茶水，再加上开水，泡上片刻，而后再饮。民间有一方法：用棉花蘸上菊花茶的茶汁，涂在眼睛四周，能消除眼胞水肿及疲劳。

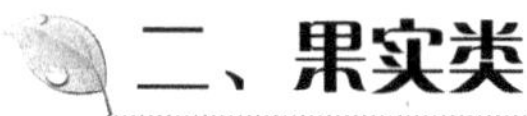

## 二、果实类

## 八角茴香

**【别名】**　大茴香、五香八角、大料。

**【来源】**　木兰科八角属植物八角，以果实入药。秋季采收，晒干备用。以个大、色红、油多、香浓者为佳。主产于广西、广东、云南等地。同属植物莽草的果实，形状与八角茴香非常相似，极易混淆。莽草果实有毒，不可误用。其主要区别点为：莽草果实较小，蓇葖一般长7～10毫米；其尖端呈向上弯曲之鸟喙状。果柄多垂直，常脱落，带树胶样气味，味苦。

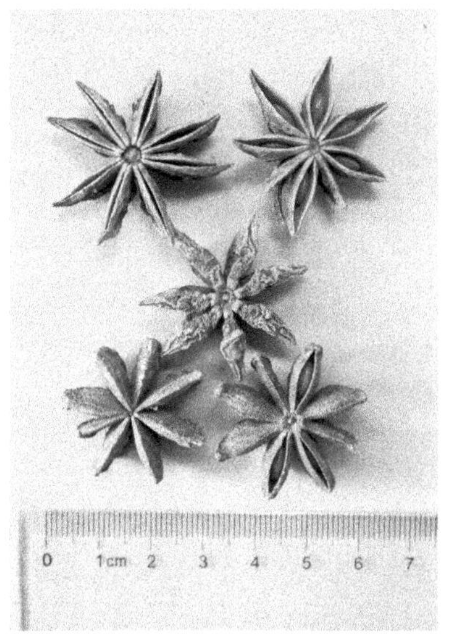

【**性味归经**】　性温，味辛，归肝、肾、脾、胃经。

【**功效主治**】　温中理气，健胃止呕。用于呕吐，腹胀，腹痛，疝气痛。

【**用法用量**】　内服，3～6克。

【**禁忌**】　阴虚火旺者慎服。

【**成分药理**】　果实含挥发油、脂肪油及蛋白质、树胶、树脂等。挥发油中主要成分为茴香醚。八角茴香的乙醇提取物对金黄色葡萄球菌、肺炎球菌、白喉杆菌、枯草杆菌、霍乱弧菌、伤寒杆菌、副伤寒杆菌、痢疾杆菌、大肠埃希菌及常见致病性皮肤真菌，均有较强的抑制作用。茴香油，能刺激胃肠神经血管，促进消化液分泌，增加胃肠蠕动，有健胃、行气的功效，有助于缓解痉挛、减轻疼痛。茴香烯能促进骨髓细胞成熟，并释放入外周血液，能明显升高中性粒细胞，可用于白细胞减少症。

【**药治**】

1. 炒八角茴香　温中行气。治腰重刺胀。八角茴香，炒，为末，食前酒服二钱（《仁斋直指方》）。

2. 二茴香　温中行气。治小肠气坠。八角茴香、小茴香各三钱，乳香少许。水（煎）服取汗（《仁斋直指方》）。

3. 茴麻煎　温中行气通便。治大小便皆秘，腹胀如鼓，气促。大麻子（炒，去壳）半两，八角茴香七个。上作末，生葱白三七个，同研煎汤，调五苓散服（《永类钤方》）。

【**食养**】

1. 八角焖狗肉　温中行气，补肾壮阳。可用于阳痿。取狗肉250克，煮烂，加入适量八角茴香、小茴香、桂皮、陈皮、草果、生姜、盐、酱油等调料同煮食。

2. 八角芝麻酥鸡　温中健脾。可用于便秘，皮肤缺乏光泽者。将经细盐搓过的母鸡装入一大盘内，将生姜末、八角茴香粉、葱、料酒、酱油抹于鸡身，上

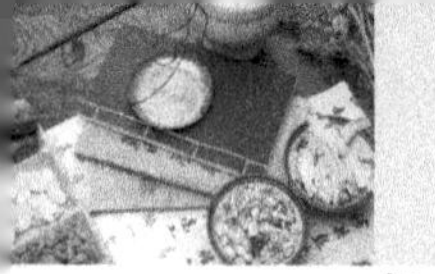

笼蒸八成熟，去掉已用过的姜丝等，将鸡压成饼状，周身涂满鸡蛋面糊，在肉面上撒芝麻，轻按。一升花生油下锅，旺火烧至八成热，将鸡慢慢送入油锅内，改用文火，将鸡炸成金黄时捞出。

3. 八角核桃仁粉　温中补肾，行气散结。可用于乳癖。取核桃一个砸开，取仁，配以八角茴香一枚捣碎，饭前共咀嚼烂如泥吞下，每日3次。乳癖轻者连用1个月可愈，重者即能减轻症状。

# 大　枣

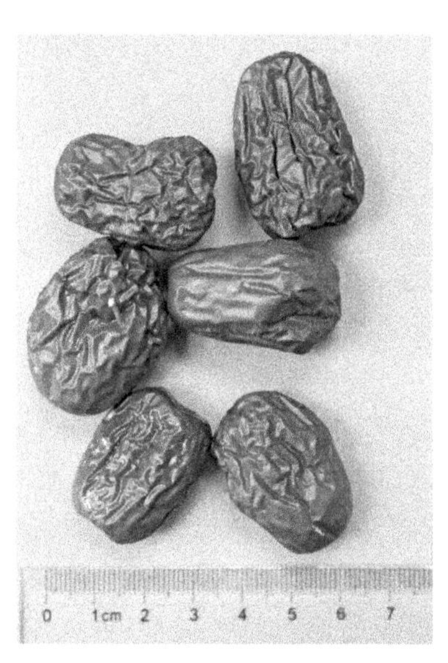

**【别名】**　红枣、刺枣。

**【来源】**　本品为鼠李科枣属植物枣的干燥成熟果实。秋季果实成熟时采收。主产于河北、河南、山东、四川、贵州等地。好的大枣皮色紫红，颗粒大而均匀，果形短壮圆整，皱纹少，痕迹浅；皮薄核小，肉质厚而细实。如果皱纹多，痕迹深，果形凹瘪，则肉质差，为未成熟鲜枣制成的干品。红枣的蒂端有穿孔或粘有咖啡色或深褐色的粉末，为虫蛀迹象，掰开红枣可看到肉核之间有虫屎。味甜，手感滑糯又不松泡，则说明质细紧实，枣身干，核小；甜味差、有酸涩味，手感松软粗糙，则质量就差；湿软而粘手，则说明枣身较潮，易于霉烂变质，不耐久贮。

**【性味归经】**　性温，味甘，归脾、胃经。

**【功效主治】**　补中益气，养血安神。用于脾虚食少，乏力便溏，妇人脏躁。

**【用法用量】**　内服，6～15克。

**【禁忌】**　凡有湿痰、积滞、齿病、虫病者，慎用。

**【成分药理】**　大枣含大枣皂苷Ⅰ、大枣皂苷Ⅱ、大枣皂苷Ⅲ、酸枣仁皂苷B、光千金藤碱、葡萄糖、果糖、蔗糖、环磷腺苷、环磷鸟苷等。此外，还含有丰富的蛋白质、脂肪、胡萝卜素、维生素B、维生素C及磷、钙、铁等营养元素。具有抗肿瘤作用；抗Ⅰ型变态反应的作用，对IgE抗体的产生有特异性抑制作用；能增加体重、增强肌力。

**【药治】**

1. 甘麦大枣汤　养心安神，和中缓急。治妇人脏躁，喜悲伤，欲哭，数欠伸：大枣十枚，甘草三两，小麦一升。上三味，以水六升，煮取三升，温分三服（《金匮要略》）。

2. 益脾饼　温中健脾。治脾胃湿寒，饮食减少，长作泄泻，完谷不化。白术四两，干姜二两，鸡内金二两，熟枣肉半斤。上药四味，白术、鸡内金皆用生者，每味各自轧细、焙熟，再将干姜轧细，共和枣肉，同捣如泥，做小饼，木炭火上炙干，空心时，当点心，细嚼咽之（《医学衷中参西录》）。

3. 葱白大枣汤　补中益气，养心安神。治虚劳烦闷不得眠。大枣二十枚，葱白七茎。上二味，以水三升，煮一升，去滓顿服（《备急千金要方》）。

**【食养】**

1. 红枣蜂蜜汁　补中益气，养血安神。可用失眠、神疲乏力者。用鲜红枣1 000克，洗净去核取肉捣烂，加适量水用文火煎，过滤取汁，混入500克蜂蜜，于火上调匀取成枣膏，装瓶备用。每次服15毫升，每日2次，连续服完。

2. 红枣木耳汤　补虚养血。可用于血虚面色苍白、心慌心悸及贫血者。无病者食之，起到养血保健作用。红枣10枚，黑木耳15克，冰糖适量。将红枣冲洗干净亦可，用清水浸泡约2小时后捞出，剔去枣核。黑木耳用清水泡发，择洗干净。把红枣、黑木耳放入汤盆内，加入适量清水、冰糖，上笼蒸约1小时即成。每日早、晚餐后各服1次。

3. 红枣菊花粥　健脾补血，清肝明目。可用于血虚面色苍白、视物模糊者。红枣50克、粳米100克、菊花15克，一同放入锅内加清水适量，煮至浓稠时，放入适量红糖调味食用。

# 佛　手

**【别名】**　佛手柑、九爪木、五指橘、福寿柑。

**【来源】**　本品为芸香科柑橘属植物佛手的干燥果实。新鲜细嫩的幼果，表皮光泽，沟壑较浅且未硬化，口感较佳。

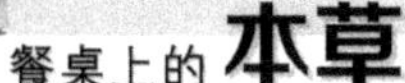

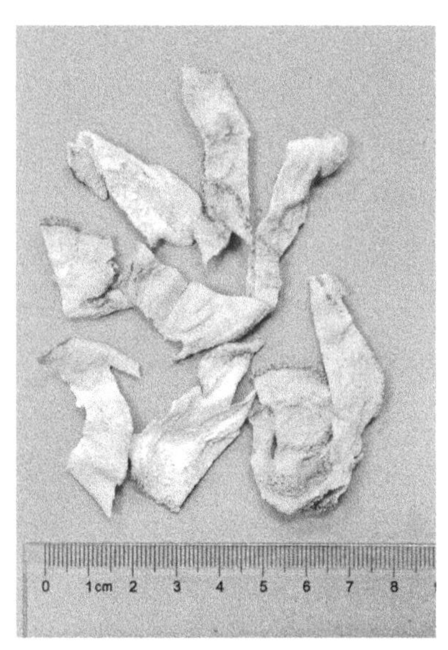

【性味归经】 性温，味辛、苦、酸，归肝、脾、胃、肺经。

【功效主治】 疏肝理气，和胃止痛。用于肝胃气滞，胸胁胀痛，胃脘痞满，食少呕吐。

【用法用量】 内服，3～9克。

【成分药理】 含有水分、蛋白质、脂肪、粗纤维、碳水化合物，还含有多种维生素和矿物质元素。佛手多糖对多环节免疫功能有明显促进作用，对正常细胞没有毒性，具有抗肿瘤和病毒的作用。佛手醇提取物中含有佛手柑内酯、柠檬油素、香叶木苷、橙皮苷、香豆素、黄酮等生物活性成分。除具有止咳、化痰和平喘等功效外，还能提高受试动物抗应激作用和增强免疫调节作用。佛手的乙醇提取物，能扩张动物的冠状动脉，并对离体肠管运动有显著抑制作用。

【药治】

1. 佛手丸　疏肝理气止痛。治肝胃气痛，脚气，臌胀。鲜白葫芦五两（去子，蒸晒九次，另研极细如飞尘），鲜佛手五两（用银柴胡三钱煎汤拌炒，切片，蒸晒九次），鲜香橼五两（用川楝子三钱煎汤拌炒，去子蒸晒九次），地道人参一钱（另研极细如飞尘），大豆黄卷十两，炒黑枣仁五两，冬霜桑叶五两，真川贝母五两（去心），建神曲五两，建莲肉五两。将葫芦末加入人参末内和匀，再另取川贝、莲肉末四五两，渐渐添入葫芦、人参末中，随添随研，和至极匀候用；其香橼、建曲、豆卷、桑叶四味，及余多之川贝、莲肉，共为细末候用。先将佛手、枣仁两味煎汤收浓汁约一大面碗令满，为泛丸之用。泛时将众药起心子，泛至半即加泛人参等末，后再加众药泛上成丸，晒干收藏，宜以矿灰铺纸衬底，庶不霉坏；泛完药末后，再将糯米饮汤泛上，以免药末脱落，此丸每料干丸约有三十两。每服一钱，计共三百服左右。如肝气痛者，香附汤送下，胃气痛者，木香汤送下；脚气痛者，木瓜汤送下；膨胀病者，陈麦柴汤送下（《良方集腋》）。

2. 佛手露　行气止痛，和胃化痰。治胁肋疼痛，心烦易怒，胸闷不舒，嗳气泛恶，纳谷不香，消化不良等症。佛手120克，五加皮30克，木瓜、青皮各12克，栀子、陈皮各15克，良姜、砂仁、肉桂各9克，木香、公丁香各6克，当归18克，白酒20斤（5升），冰糖5斤（1.25千克）。上药为粗末，装入绢袋内，入酒浸，文火煮之，滤清入冰糖即成。每服约30克，每日3次。孕妇忌服（《全国中药成药处方集》）。

**【食养】**

1. 佛手粥　疏肝理气，健脾燥湿。可用于肝郁气滞所致的胁胀呕吐，胃脘疼痛，咳嗽痰多，食欲不振等病症。佛手10克，粳米100克，冰糖适量。先将佛手洗净，切碎，加清水1 200毫升，煎取1 000毫升果汁，放瓦罐中备用；粳米淘洗干净，与冰糖一起放入佛手汁中，小火慢炖30分钟成粥即可。

2. 瓜络佛手猪肝汤　疏肝通络，解郁理气。可用于女性痛经。猪肝150克，丝瓜络20克，合欢花、山楂各10克，佛手、菊花、橘皮各6克，调味品适量。将猪肝洗净切片，余药加沸水浸泡1小时后去渣取汁，纳入猪肝片，食盐、味精、料酒少许，蒸熟，将猪肝取出加芝麻油少许调味服食，每日1剂。

3. 佛手生姜汁　和胃化痰，健脾行气。可用于治疗食欲不振、久咳痰多等病症。新鲜佛手1枚，鲜生姜10克。将佛手洗净，切成薄片备用；鲜生姜去皮洗净，切成生姜片，与佛手片一同放入瓦罐中，加水300毫升，先以大火煮沸，再改文火续煎20分钟，滤出汁液，待温饮用。

4. 佛手茶　疏肝和胃。可用于肝郁气滞之口疮。佛手轧碎成粗末，每次10克，泡水代茶饮。具有之功效。


# 枸　杞　子


**【别名】**　杞子、苟起子、甜菜子。

**【来源】**　夏、秋二季果实呈红色时采收，热风烘干，除去果梗；或晾至皮皱后，晒干，除去果梗，药用其干燥成熟果实。以宁夏中宁、中卫为道地。选购时可采用以下方法挑选：望色泽，颜色很柔和，有光泽，肉质饱满；被染色的枸杞子肉质较差，无光泽，外表却很鲜亮诱人；看浮沉，宁夏枸杞子尖处大多有小白点，入水90%不下沉；闻气味，被硫黄熏蒸过的枸杞子，可闻到刺鼻的呛味；尝味道，宁夏枸杞子甘甜，但回味有一丝苦味；而内蒙古、新疆等地的枸杞

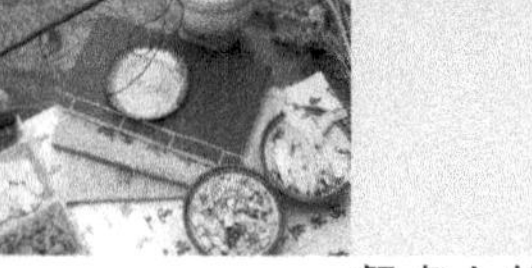

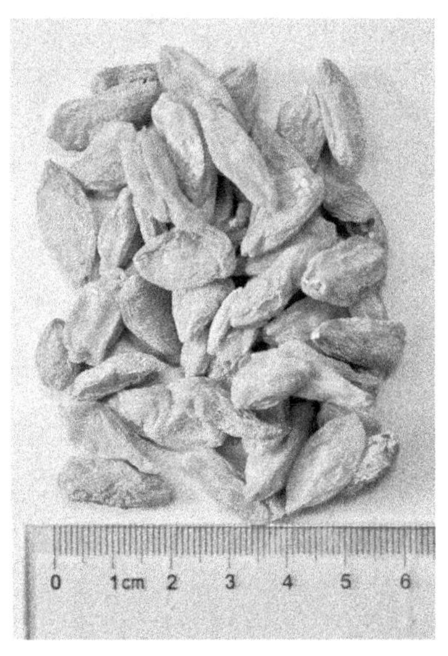

子甜而有些腻，白矾泡过则有白矾的苦味，硫黄熏蒸过的枸杞子，有酸、涩、苦感。

**【性味归经】**　性平，味甘，归肝、肾经。

**【功效主治】**　滋补肝肾，益精明目。用于虚劳精亏，腰膝酸痛，眩晕耳鸣，内热消渴，血虚萎黄，目昏不明。

**【用法用量】**　内服，6～12克。

**【禁忌】**　外邪实热，脾虚有湿及泄泻者慎服。

**【成分药理】**　枸杞子中含胡萝卜素、硫胺素、核黄素、烟酸、抗坏血酸等多种维生素。尚分离出β-谷甾醇、亚油酸。具有抗脂肪肝、拟胆碱样作用。

**【药治】**

1. 枸杞丸　滋补肝肾，益精明目。治肾虚精滑。枸杞子（冬采者佳）、黄精各等分。上为细末，相和捣成块，捏作饼子，干复捣末，炼蜜为丸，如梧桐子大。每服50丸，空心温酒送下（《普济方》）。

2. 枸杞丸　益肾补虚。治劳伤虚损。枸杞子三升，干地黄（切）一升，天冬（切）一升。上为细末，晒干，以绢罗之，炼蜜为丸，如弹子大。每服1丸，每日2次（《医心方》卷十三引《录验方》）。

3. 枸杞五味饮　补肾敛精。治疰夏病，症见每逢春夏之交，容易眩晕、身倦、脚软、体热食少、心烦自汗者。枸杞子、五味子共研细，滚水冲泡，代茶饮（《摄生众妙方》）。

4. 坎离丹　交通心肾。治心悸心烦、头晕失眠、健忘遗精、耳鸣耳聋、腰酸腿软等。枸杞子与玄参、甘草同用，名坎离丹（《重庆堂随笔》）。

**【食养】**

1. 三花枸杞茶　宽中理气，行气活血，补益肝肾。可用于伏案工作、精神紧张、情绪低落者。玫瑰花6克、三七花6克、玳玳花6克、枸杞子12克，开水冲饮2～3次，尤宜晚间服。

2. 杞菊枣泥盅　益气补肾，养肝明目。可用于体倦乏力、视物模糊者。

红枣去皮核，捣烂放入盅底，加水少量，放枸杞子、杭白菊若干，隔水炖约10分钟。

3. 枸杞鸡蛋羹　滋补肝肾，益精明目，养血驻颜。可用于中年容颜早衰、视物昏花、精力不足者。枸杞子15克，鸡蛋1个，调匀后蒸熟服用即可。

# 罗　汉　果

**【别名】**　假苦瓜、光果木鳖、金不换。

**【来源】**　为葫芦科植物罗汉的果实。分布于江西、湖南、广东、广西、贵州等地。以原产地桂林永福县的罗汉果品质为佳。果形端正、果大干爽、干而不焦、摇而不响、味甜而不苦者优；绒毛较多的罗汉果比较新鲜，存入时间过长，绒毛多脱落。冻干技术生产的罗汉果，果皮呈金黄色，果肉饱满，沏泡的茶汤也更清澈透明，营养成分流失较少。

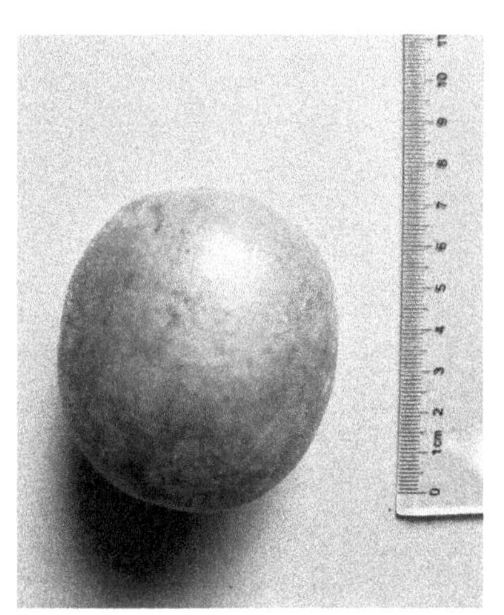

**【性味归经】**　性凉，味甘，归肺、大肠经。

**【功效主治】**　清热润肺，滑肠通便。用于肺火燥咳，咽痛失音，肠燥便秘。

**【用法用量】**　内服，9～15克。

**【禁忌】**　脾胃虚寒者慎服。

**【成分药理】**　罗汉果的果实和叶，均含有罗汉果三萜皂苷，还有大量的果糖、10多种人体必需氨基酸、脂肪酸、黄酮类化合物、维生素C、微量元素等。罗汉果皂苷作为罗汉果甜味剂的主要成分，是一种具有甜味的三萜烯葡萄糖苷，其配糖苷元是三萜烯醇。此外，还有止咳、对肠管运动功能的双向调节作用。

**【药治】**

罗汉果柿饼煎　清热润肺止咳。治百日咳。罗汉果一个，柿饼五钱。水煎服（《中药大辞典》引《福建民间方》）。

**【食养】**

1. 罗汉果杞菊饮　清热养肝，生津润燥。可用于长时间工作后视疲劳的

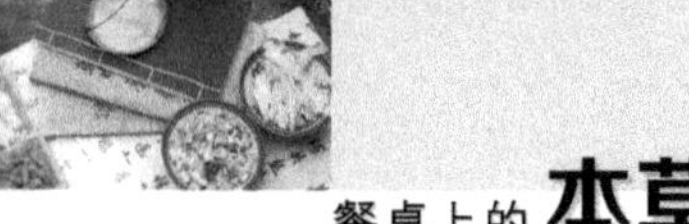

人群饮用。罗汉果3克,枸杞子5克,菊花2克,一同放入茶杯,冲入沸水,加盖5～10分钟即成。

2. 罗汉果菊花茶　　清肝润肺,消积化滞。可用于脂肪肝、高脂血症、高血压等人群入秋后保健饮用。罗汉果1个(压碎),菊花15克,普洱茶5克,混匀,每次取5克,放入杯中,沸水冲泡,当茶饮用。

3. 罗汉果玉竹粥　　清热润肺,生津止咳。可用于阴虚肺燥的干咳少痰、热病后心烦口渴以及糖尿病患者。罗汉果1个(压碎),玉竹15克,粳米60克。上两味放入砂锅,加适量清水,大火煮沸,小火煎20分钟,倒出药汁,备用;再加清水适量,再煮20分钟,去渣留汁。将粳米淘洗干净,放入砂锅,加入两次药汁及适量清水,大火煮沸,小火熬煮成粥即成。

4. 罗汉果雪梨脊骨汤　　清热润肺,生津止渴。可用于肺燥咳嗽或燥热便秘的人群。罗汉果1个,雪梨2个,猪脊骨400克。上述用料洗净,罗汉果压碎,雪梨(连皮)切块,猪脊骨切块,一同放入砂锅,加适量清水,煮1小时,调入精盐即可食用。

# 龙　眼　肉

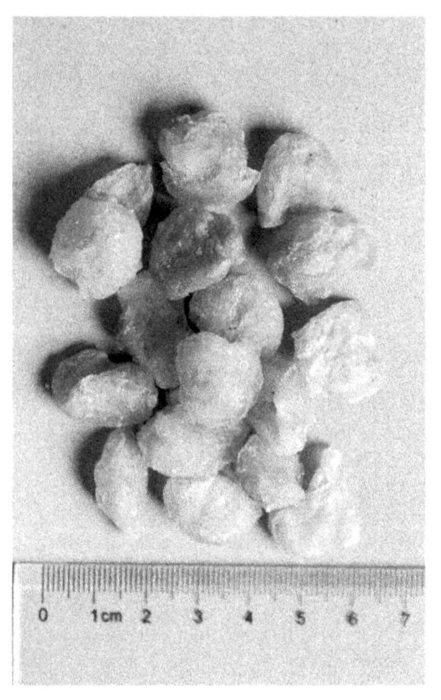

**【别名】**　龙眼、桂圆、圆眼。

**【来源】**　本品为无患子科龙眼属植物龙眼的假种皮。夏、秋二季采收成熟果实,干燥,除去壳、核,晒至干爽不黏,主产于广西、福建、广东、四川、台湾等地。以片大、肉厚、质细软、色棕黄、半透明、味浓甜者为佳。龙眼肉一般呈不规则薄片,常数片黏结。长约1.5厘米,宽1.3～4厘米,厚约1毫米。黄棕色至棕褐色,半透明,外表面皱缩不平,内表面较光亮,有细密的纵皱纹。质柔润、气微香,味甜。掺红糖伪品特点:用浓度高的红糖水浸泡后加工而成,肉厚增加至1.5毫米左右,常数片黏结一起,大小不一。仔细掰开黏结在一起的龙眼肉中，可发现包裹有糖质，黏手，易吸潮。其分量较重，水浸黄棕色，有沉淀，味甜。掺果酱伪品特点，有粒状物混杂其间，肉皮吸附有杂物，光泽度差，看不到细密的纵皱纹，常数片黏结一起。仔细掰开黏结一起的龙眼肉，可发现有果酱在肉心中。黏手，有湿润感，易吸潮。其分量较重，水浸黄棕色，沉淀物较多，味甜。

**【性味归经】**　性温，味甘，归心、脾经。

**【功效主治】**　补益心脾，养血安神。用于气血不足，心悸怔忡，健忘失眠，血虚萎黄。

**【用法用量】**　内服，9～15克。

**【禁忌】**　痰火及湿滞停饮者慎服。

**【成分药理】**　含葡萄糖、酒石酸、蔗糖、维生素 $B_1$、维生素 $B_2$、维生素 P、维生素 C。对奥杜益小芽孢癣菌有抑制作用。有镇静和健胃作用。

**【药治】**

1. 归脾汤　补益心脾，养血安神。治思虑过度，劳伤心脾，健忘怔忡。白术、茯苓（去木）、黄芪（去芦）、龙眼肉、酸枣仁（炒，去壳）各一两，人参、木香（不见火）各半两，甘草（炙）二钱半。上细切，每服四钱，水一盏半，生姜五片，枣一枚，煎至七分，去滓温服，不拘时候（《济生方》）。

2. 玉灵膏　大补气血。治衰羸老弱，别无痰火、便滑之病。以剥好龙眼肉，盛竹筒式瓷碗内，龙眼肉一两，白糖一钱，素体多火者，再加入西洋参片一钱，碗口罩以丝绵一层，日日于饭锅上蒸之，蒸至多次。每以开水瀹服一匙，大补气血，力胜参芪，产妇临盆，服之尤妙（《随息居饮食谱》）。

**【食养】**

1. 龙眼肉粥　健脾养心，补血安神。可用于神疲乏力、睡眠不佳的人群。龙眼肉15克，红枣15克，粳米100克。粳米淘洗干净，红枣洗净备用，将粳米和龙眼肉、红枣放入清水，大火煮沸后再用文火熬30分钟，直至米煮烂，加适量白糖。

2. 龙眼莲子粥　健脾养心，补血安神。可用于脾胃虚弱，睡眠不佳的人群。龙眼肉15克，莲子肉15克，红枣5枚，白糖2大匙。将莲子去皮，去心，洗净，红枣去核，糯米用清水反复淘洗干净，除去泥沙杂质，将糯米倒入铝锅内，加入红枣、莲子肉、龙眼肉、白糖、水适量，置旺火上烧沸，再用小火熬煮至熟即成。

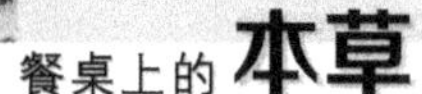

# 木　瓜

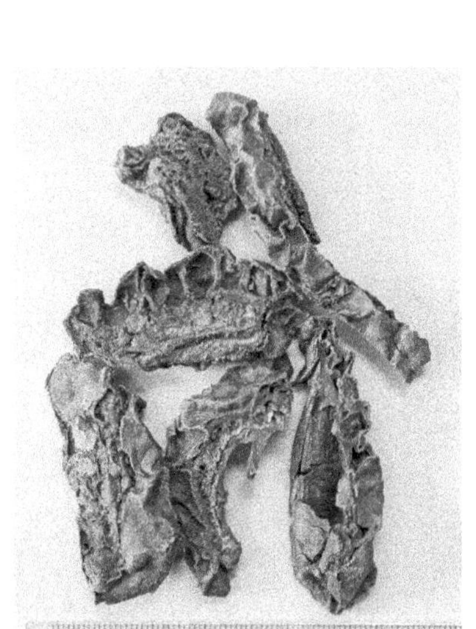

【**别名**】　贴梗海棠、铁脚梨、皱皮木瓜、宣木瓜。

【**来源**】　本品为蔷薇科植物贴梗海棠的干燥近成熟果实。夏、秋二季果实绿黄时采收，置沸水中烫至外皮灰白色，对半纵剖，晒干。主产于安徽、浙江、湖北、四川等地。安徽宣城产者，习称宣木瓜，质量较佳。选择要点：一看瓜肚，瓜肚大说明木瓜肉厚；二看瓜蒂，瓜蒂有牛奶一样的液汁流出，说明木瓜较新鲜，不新鲜者瓜蒂枯萎；三看瓜身，瓜身要光滑，没有摔、碰的痕迹。

【**性味归经**】　性温，味酸，归肝、脾经。

【**功效主治**】　平肝舒筋，和胃化湿。用于湿痹拘挛，腰膝关节酸重疼痛，吐泻转筋，脚气水肿。

【**用法用量**】　内服，6～9克。

【**禁忌**】　外邪实热，脾虚有湿及泄泻者慎服。木瓜中的番木瓜碱对人体有小毒，不宜多食，过敏体质者忌食。怀孕时不能吃木瓜，会引起子宫收缩而致腹痛，甚至流产。

【**成分药理**】　含苹果酸、酒石酸、枸橼酸、皂苷及黄酮类，鲜果含过氧化氢酶种子含氢氰酸。能促进肝细胞修复，降低血清谷丙转氨酶水平；对肠道菌和葡萄球菌有较明显抑菌作用，其他较敏感细菌有痢疾志贺菌、福氏志贺菌、宋氏志贺菌及其变种、致病性大肠埃希菌、普通大肠埃希菌、变形杆菌、肠炎杆菌、白色葡萄球菌、金黄色葡萄球菌、铜绿假单胞菌、甲型溶血性链球菌等，对肺炎链球菌抑菌作用较差。

【**药治**】

1. 鸡鸣散　平肝舒筋，和胃化湿。治外感风湿流注，脚足痛不可忍，筋脉水肿。槟榔七枚，陈皮（去白）、木瓜各一两，吴茱萸、紫苏叶各三钱，桔梗（去芦）、生姜（和皮）各半两。上细切，只作一遍煎，用水三大碗，慢火煎至一碗半，去渣，再入水二碗煎渣，取一小碗，两次药汁相和，安置床头，次日五更，分作三五服，只是冷服，冬月略温服亦得（《证治准绳》）。

2. 木瓜煎　平肝舒筋，活血通络。治筋急项强，不可转侧。木瓜2个（取盖去瓤），没药（研）60克，乳香（研）7.5克。每服3～5匙，地黄酒（即生地黄汁75毫升与无灰酒300毫升相和）炖暖化下（《普济本事方》）。

3. 木瓜煎　平肝舒筋，温中止吐。治妊娠霍乱吐泻，转筋，入腹则闷绝。吴茱萸（汤泡7次），生姜（切）各7.5克，木瓜（切）45克。上药细锉，用水300毫升，煎至180毫升，去滓，分3次热服，不拘时（《妇人大全良方》）。

4. 萆薢化毒汤　祛风散寒，化湿清热。治外痈，局部红肿热痛，多生于下部而属湿热者。萆薢、木防己、木瓜、秦艽、薏苡仁、牡丹皮、川牛膝、当归尾。水煎服（《疡科心得集》）。

5. 木瓜汤　平肝舒筋。治吐泻转筋。木瓜干一两，吴茱萸半两（汤七次），茴香一分，甘草（炙）一钱。上锉为散，每服四大钱，水一盏半，姜三片，紫苏十叶，煎七分，去滓，食前服（《三因极一病证方论》）。

【食养】

1. 木瓜茶　祛湿舒筋，平肝和胃。可用于湿痹四肢不利、吐泻转筋、脚气、水肿、痢疾。木瓜10克，绿茶3克。用250毫升开水冲泡10分钟后饮用，冲饮至味淡。

2. 木瓜牛奶　润肤养颜。可用于容颜早衰之人。木瓜360克，鲜牛奶两杯，白砂糖适量，碎冰块适量。选取新鲜熟透木瓜，去皮、去核，切成大块状，将木瓜块、鲜牛奶、白砂糖及适量碎冰一齐放入果汁机中，打碎成浓汁，即可饮用。

3. 银耳炖木瓜　滋润养颜。可用于皮肤干燥，燥热咳嗽，干咳无痰，痰中带血等症。银耳15克，木瓜1只，北杏仁10克，南杏仁12克，冰糖适量。将银耳用清水浸透发开，洗净；木瓜削皮去籽，切成小块；南北杏仁去衣，洗净，连同银耳、冰糖一起放入炖煲内，加适量开水炖煮20分钟后即可食用。

4. 木瓜煲排骨汤　消暑解渴，润肺止咳。可用于美容和丰胸。木瓜去皮去核，洗净，切厚块。花生用清水浸1小时，取起。蜜枣洗净，排骨放入滚水中煮5分钟，取起。水10杯或适量放入煲内，花生也放入煲内煲滚，放入排骨、木瓜、蜜枣煲滚，慢火煲3小时，下盐调味。

# 桑 椹

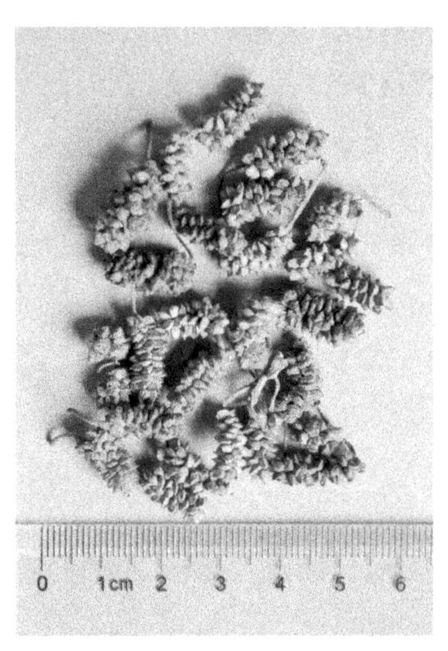

**【别名】** 文武实、黑椹、桑枣、桑果。

**【来源】** 为桑科植物桑的果穗。5～6月当桑的果穗变红色时采收，晒干或蒸后晒干。以个大、肉厚、包紫红、糖性大者为佳。

**【性味归经】** 性寒，味甘、酸，归心、肝、肾经。

**【功效主治】** 滋阴养血，生津润肠。主肝肾不足和血虚精亏的头晕目眩，腰酸耳鸣，须发早白，失眠多梦，津伤口渴，内热消渴，肠燥便秘。

**【用法用量】** 内服，10～15克。

**【禁忌】** 脾胃虚寒便溏者慎服。

**【成分药理】** 果穗含糖、鞣酸、苹果酸、维生素 $B_1$ 和胡萝卜素；其脂类的脂肪酸主要为亚油酸、油酸、软脂酸、硬脂酸，尚有少量辛酸、壬酸、癸酸、肉豆蔻酸、亚麻酸，能增强免疫功能、能降低红细胞膜 $Na^+-K^+-ATP$ 酶活性。

**【药治】**

1. 桑椹汤　滋阴养血。治妇人月经不调，脐下疼痛。桑椹一两，白茯苓（去黑皮）一两，牡丹皮一两，熟干地黄（焙）一两，桂（去粗皮）一两，川芎一两。上为粗末，每服三钱匕，水一盏，煎七分，去滓，空心温服（《圣济总录》）。

2. 补肾桑椹膏　大补腰肾，填精益气，和五脏，利关节，生津止渴，养血荣筋，聪耳明目，乌须黑发。治腰酸腰痛，关节不利，耳鸣耳聋，视物昏花。黑桑椹，黑大豆。同熬成膏。每日三四钱，空心开水冲服（《饲鹤亭集方》）。

3. 灵芝丸　补血养发。治气血不荣，须发早白。三叶酸（阴干）、黑桑椹（曝干）各一斤。为末，蜜丸如弹子大。每服一丸，温酒化下，日二次（《圣济总录》）。

4. 山精丸　健脾燥湿，滋阴补肾。治湿痰身重而软，倦怠困弱者。苍术二斤，黑桑椹一斗，枸杞子、地骨皮各一斤。先将桑椹取汁浸苍术，晒干，再浸再晒九次，后与余药为末，蜜丸。每服百丸，温开水送下（《杂病源流犀烛》）。

**【食养】**

1. 桑椹粥　滋阴养血,补益肝肾。可用于老年人肝肾不足、阴血两虚,出现头晕目眩,视力减弱,耳聋耳鸣,腰膝酸软,须发早白,以及肠燥便秘等症。每次取干桑椹30～60克(鲜品60～90克),糯米60克,煮成粥,加冰糖适量即可。可以经常食用,也可5～7日为1个疗程,每日分两次空腹温热食用。脾虚腹泻便溏时,勿用。

2. 桑椹酒　滋阴养血。可用于肝肾不足、阴血亏虚,出现头晕目眩,耳聋耳鸣,腰膝酸软,须发早白等症。将桑椹(最好选黑紫色的)洗净晾干水,捣成汁。将糯米按做米酒的方法处理:先用水将糯米浸泡半日,漂洗干净,然后蒸熟成米饭(在蒸锅里放上水,蒸屉上垫一层纱布,烧水沸腾至有蒸汽)。将糯米捞放在布上蒸熟(约1小时,自己尝一下就知道了),尝一尝糯米的口感,如果饭粒偏硬,就洒些水拌一下再蒸一会,蒸好后盛到大一点的容器中,用勺搅几下,凉至不烫手的温度(30摄氏度左右利用中温发酵,米饭太热或太凉,都会影响酒曲发酵)。再取桑椹汁煮沸;与糯米饭搅匀,加入酒曲适量搅匀,装入瓦坛内;将瓦坛放入棉被里或柜子内发酵,根据季节气温不同,至发酵到味甜可口时,即可取出。

3. 桑椹牛骨汤　滋阴补血,益肾强筋。可用于肝肾阴亏、消渴、便秘、目暗、耳鸣及关节不利,骨质疏松症及更年期综合征。同时对肝肾阴亏引起的头晕、失眠、耳聋、乏力有疗效。桑椹干25克,牛骨250～500克。将桑椹洗净,加酒、糖少许蒸制。另将牛骨置深锅中,水煮,开锅后撇去面上浮沫,加姜、葱再煮。见牛骨发白时,表明牛骨的钙、磷、骨胶等已溶解到汤中,随即捞出牛骨,加入已蒸制的桑椹,开锅后再去浮沫,调味后即可饮用。

# 砂　仁

**【别名】**　春砂仁、缩砂仁。

**【来源】**　本品为姜科植物阳春砂、绿壳砂或海南砂的干燥成熟果实。夏、秋间果实成熟时采收,晒干或低温干燥。以个头较大,果身坚实饱满,香气较浓,搓之果皮不易脱落者为佳。

**【性味归经】**　性温,味辛,归脾、胃、肾经。

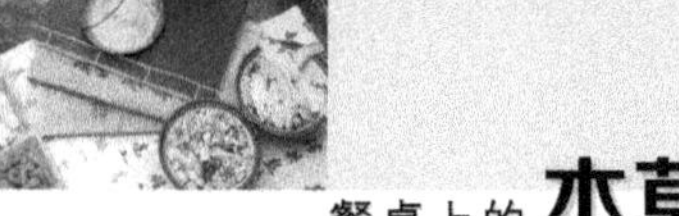

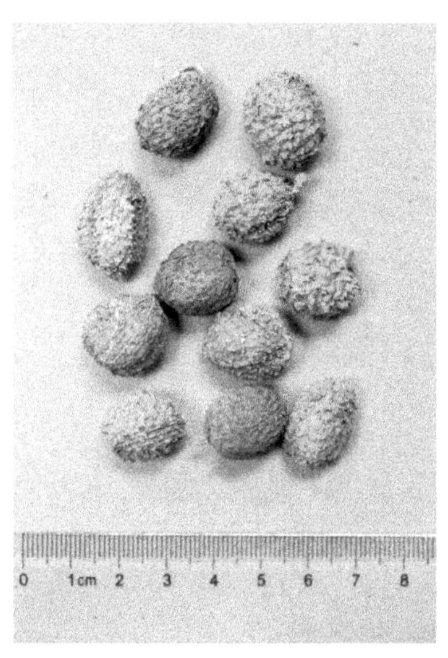

【功效主治】 化湿开胃,温脾止泻,理气安胎。用于湿浊中阻,脘痞不饥,脾胃虚寒,呕吐泄泻,妊娠恶阻,胎动不安等症。

【用法用量】 内服,3～6克,入煎剂宜后下。

【禁忌】 阴虚有热者慎服。

【成分药理】 缩砂种子含挥发油1.7%～3%,主要成分为D-樟脑、一种萜烯(似柠檬烯,但非柠檬烯)、D-龙脑、乙酸龙脑酯、芳樟醇、橙花叔醇。阳春砂、叶的挥发油与种子的挥发油相似,含龙脑、乙酸龙脑酯、樟脑、柠檬烯等成分。又阳春砂含皂苷0.69%,能增进肠道运动,对花生四烯酸诱发的小鼠急性死亡有明显保护作用。

**【药治】**

1. 缩砂饮　和胃止痛,快膈调脾,兼消宿食。治小儿食积停滞,胃纳不佳,腹胀腹痛。沉香一两,缩砂仁、乌药各二两,净香附四两,甘草(炙)一两二钱。上除沉香不过火,余四味锉焙,仍同沉香研为细末。每服一钱,用温盐汤无时调服,或空心烧盐汤调下亦好,紫苏、枣汤尤妙(《活幼心书》)。

2. 香砂枳术丸　行气破滞,消食健胃。治脾虚气滞,脘腹痞闷,食欲不振,大便溏软。木香、砂仁各五钱,枳实(麸炒)一两,白术(米泔浸,炒)二两。上为末,荷叶裹,烧饭为丸,桐子大。每服五十丸,白术汤下(《景岳全书》)。

3. 快气汤　行气健脾。治一切气疾,心腹胀满,胸膈噎塞,噫气吞酸,胃中痰逆呕吐,及宿酒不解,不思饮食。缩砂仁八两,香附子(炒去毛)三十二两,甘草(爁)四两。上为细末,每服一钱,用盐汤点下。或锉为粗末,入生姜同煎,名小降气汤(《太平惠民和剂局方》)。

4. 三仙汤　顺气解痉。治骨鲠。缩砂、威灵仙各一钱五分。用水二钟,入砂糖半碗,煎一钟。噙在口中慢慢咽下,四五次即出(《疡科选粹》)。

5. 砂仁末　化湿愈疡。治口疮。砂仁火煅存性为末,掺上(《疡医大全》)。

## 【食养】

1. **砂仁糖醋益母羹**　理气活血止痛。可用于气滞血瘀型痛经,症见少腹疼痛,月经淋漓不断,血色紫黑夹块,胸胁作胀等。砂仁10克,益母草15克,米醋15克,红砂糖30克。将益母草、砂仁共煎去渣取汁,再加入米醋、红糖炖至成羹。每日分2次服,连用3～5日。

2. **砂仁木香鸡蛋面**　健脾消食。可用于小儿厌食症。砂仁2克,木香2克,白面粉60克,鸡蛋1个。将砂仁、木香共研细粉,面粉混匀,打入鸡蛋,加水适量和面,将面擀成面条即成。如一般面条煮炖调味食。

3. **砂仁内金橘皮粥**　消食导滞。可用于小儿疳积,胃纳减少,恶心呕吐,消化不良,烦躁哭闹等症。鸡内金、干橘皮(陈皮)各5克,砂仁3克,粳米60克,白糖适量。将鸡内金、干橘皮、砂仁共研成细末,待粥熬至将熟时下入,直至粥熟烂离火,调入白糖即成。每日1剂,连用7～10日。

# 山　楂

【别名】　映山红果、猴楂。

【来源】　本品为蔷薇科植物山里红或山楂的干燥成熟果实。秋季果实成熟时采收,切片,干燥。商品山楂片称为"北山楂";野山楂称为"南山楂"。

【性味归经】　性微温,味酸、甘,归脾、胃、肝经。

【功效主治】　消食健胃,行气散瘀。用于肉食积滞,胃脘胀满,泻痢腹痛,瘀血经闭,产后瘀阻,心腹刺痛,疝气疼痛。焦山楂消食导滞作用增强,用于肉食积滞,泻痢不爽。

【用法用量】　内服,9～12克。

【禁忌】　山楂生食且多,令人嘈烦,损齿。

【成分药理】　山楂果实含山楂酸、酒石酸、枸橼酸、黄酮类、内酯、苷类、解酯酶及糖类。野山楂果实含山楂酸、槲皮素、绿原酸、咖啡酸、齐墩果酸、枸橼酸、苹果酸、维生

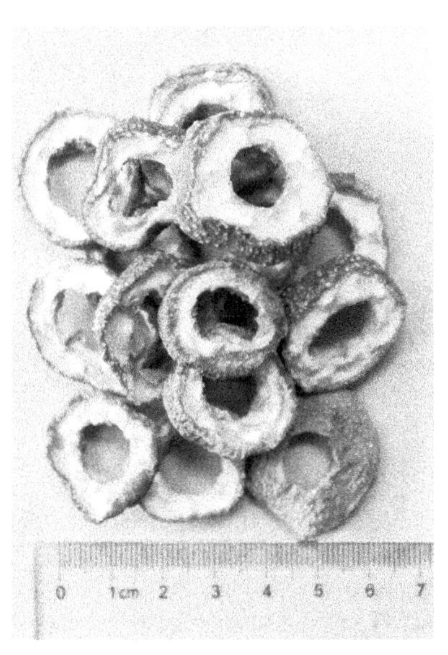

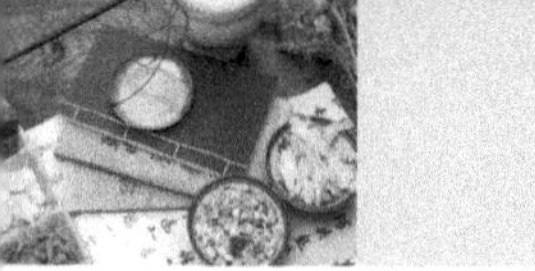

素 C、核黄素、鞣质、果糖、胡萝卜素及钙、磷、铁等。种仁含蛋白质、脂肪、腈苷等。可使血管扩张，冠状动脉血流增加，血压下降；久服降低胆固醇；有强心作用；在体外对痢疾杆菌有较强抑制作用；焦山楂对痢疾杆菌及铜绿假单胞菌均有抑制作用；山楂对子宫有收缩作用。

**【药治】**

1. 瓜蒌丸　消食健胃化痰。治食痰壅滞喘咳。瓜蒌仁、半夏、山楂、神曲各等分。为末，以瓜蒌仁拌为丸，竹沥姜汤送下（《赤水玄珠》）。

2. 山楂术曲丸　消食健胃。治一切食积。山楂四两，白术四两，神曲二两。上为末，蒸饼丸，梧子大，服七十丸，白汤下（《丹溪心法》）。

**【食养】**

1. 山楂红糖水　活血祛瘀。可用于妇女痛经。山楂 30 克，红糖 20 克，益母草 20 克。将山楂、益母草，放入砂锅内，加清水适量，煮取汁液，加入红糖，再煮至红糖完全溶解。

2. 山楂红枣汤　活血化瘀，温经止痛，行气导滞。可用于妇女痛经等。山楂 50 克，生姜 15 克，红枣 15 枚。上药水煎服。每日 1 剂，分 2 次服。

3. 山楂麦芽饮　去积滞，助消化。可用于小儿伤食。炒山楂 10～15 克，炒麦芽 10～15 克，红糖适量。把山楂、麦芽及红糖加水煎汤，煎沸 5～7 分钟后，去渣取汁。以上为 1 日量，分作 2 次，当饮料温热服。

# 酸 枣 仁

**【别名】**　山枣仁、山酸枣。

**【来源】**　本品为鼠李科植物酸枣的干燥成熟种子。秋末冬初采收成熟果实，除去果肉及核壳，收集种子，晒干。

**【性味归经】**　性平，味甘、酸，归肝、胆、心经。

**【功效主治】**　补肝宁心，敛汗生津。用于虚烦不眠，惊悸多梦，体虚多汗，津伤口渴。

**【用法用量】**　内服，9～15 克。

**【禁忌】**　凡有实邪郁火及患有滑泄症者慎服。

**【成分药理】**　含多量脂肪油和蛋白质，并有两种甾醇及两种三萜化合物：白桦脂醇、白桦脂酸。另含酸枣皂苷，苷元为酸枣苷元，水解所得到的厄北林内酯是皂苷的第二步产物。还含多量维生素C。具有镇静、催眠、镇痛、抗惊厥、降温作用，可引起血压持续下降，心传导阻滞，对子宫有兴奋作用。

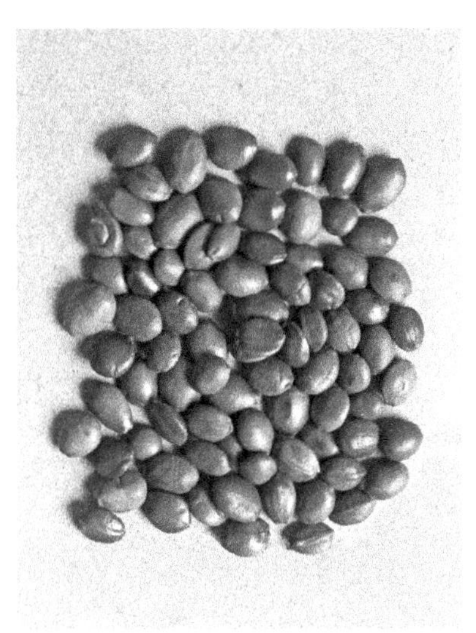

**【药治】**

1. 酸枣仁汤　养血安神，清热除烦。治虚劳虚烦，不得眠。酸枣仁二升，甘草一两，知母二两，茯苓二两，川芎二两。上五味，以水八升，煮酸枣仁得六升，纳诸药煮取三升，分温三服（《金匮要略》）。

2. 茯神汤　补虚安神。治虚损烦躁，不得睡眠。茯神（去木）、人参各一两，酸枣仁（炒去皮，别研）五两。为末，每用三钱匕，加生姜半分（拍碎），同煎去渣。空腹温服，日二夜一（《圣济总录》）。

3. 酸枣仁丸　养血安神。治胆虚不得眠。酸枣仁（微炒）一两，地榆皮一两，茯苓一两。为末，蜜丸如梧子大。每服三十丸，糯米粥送下，不拘时候（《太平圣惠方》）。

4. 酸枣饮　养血安神。治虚烦不得眠。酸枣仁一升，茯神二两，人参二两，生姜三两。水煎，分二次服。忌酢物（《外台秘要》）。

5. 酸枣仁散　养血敛疮。治金疮烦闷。酸枣仁（微炒）、川芎、甘草（炙微赤，锉）各二两。为末。每用二钱，温水调下，日四次（《太平圣惠方》）。

**【食养】**

1. 酸枣仁粥　养血安神。可用于心烦热，躁渴不得睡卧。酸枣仁（捣末）一两，粳米二合。以米煮粥，临熟入枣仁末半两，搅匀食用（《太平圣惠方》）。

2. 枣仁人参粉　养血安神。可用于心烦不眠之人。酸枣仁250克，人参50克，茯苓50克。共研为细末。每次5～6克，温水服用。也可入粥中煮食。酸枣仁需去壳再磨成粉。

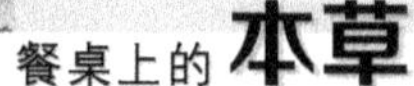

# 乌　梅

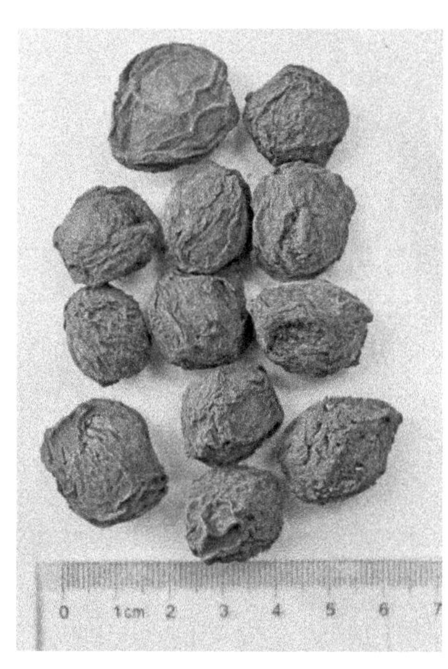

**【别名】**　酸梅、黄仔、合汉梅、干枝梅。

**【来源】**　本品为蔷薇科植物梅的干燥近成熟果实。夏季果实近成熟时采收，低温烘干后闷至色变黑。

**【性味归经】**　性平，味酸、涩，归肝、脾、肺、大肠经。

**【功效主治】**　敛肺涩肠，生津安蛔。用于肺虚久咳，久痢滑肠，虚热消渴，蛔厥呕吐腹痛。

**【用法用量】**　内服，6～12克。

**【成分药理】**　果实含枸橼酸、苹果酸、草酸、琥珀酸和延胡索酸，总酸量4%～5.5%，以前两种有机酸的含量较多。还含5-羟甲基-2-糠醛，为无色油状物。所含挥发性成分，主要有苯甲醛62.40%，4-松油烯醇3.97%，苯甲醇3.97%和十六烷酸4.55%。乌梅仁含苦杏仁苷约0.5%，而梅仁含约4.3%。有兴奋和刺激蛔虫后退的作用；对多种致病菌有抑制作用，如痢疾杆菌、大肠埃希菌、伤寒杆菌、副伤寒杆菌、百日咳杆菌、脑膜炎双球菌等；具有钙离子拮抗作用。

**【药治】**

1. 乌梅丸　涩肠止痢。治下痢不能食者：黄连一升，乌梅二十枚（炙燥）。并得捣末，蜡如棋子大，蜜一升，合于微火上，令可丸，丸如梧子大。一服二丸，日三（《太平圣惠方》）。

2. 乌梅丸　涩肠、止痢、安蛔。治伤寒蛔厥及久痢。乌梅三百枚，细辛六两，干姜十两，黄连十六两，当归四两，附子六两（炮，去皮），蜀椒四两（出汗），桂枝（去皮）六两，人参六两，黄柏六两。上十味，异捣筛，合治之，以苦酒渍乌梅一宿，去核，蒸之五斗米下，饭熟捣成泥，和药令相得，内臼中，与蜜杵二千下，丸如梧桐子大。先食饮服十丸，日三服，稍加至二十丸。禁生冷、滑物、臭食等（《伤寒论》）。

3. 茜梅丸　敛肺止血。治衄血无时。茜草根、艾叶各一两，乌梅肉（焙干）半两。为末，蜜丸如梧子大。乌梅汤送下三十丸（《普济本事方》）。

4. 梅实膏　敛湿消癣。治一切干湿癣。乌梅（取肉）、大蒜（去皮切）各十四枚，屋尘（细筛）、盐各三合。先研乌梅，次下后药研匀细，以醋调成膏，涂癣上（《圣济总录》）。

5. 大地黄丸　补肾健腰，滋阴除蒸。治产前后腰腹痛，一切血瘀疼痛，兼治血气虚，四肢不举，骨髓热疼。熟地二两，乌梅肉、当归各一两。为细末，蜜丸如弹子大，每服一丸，空腹白汤嚼下（《济阴纲目》）。

【食养】

1. 酸梅汤　酸甘化阴，敛肺生津。可用于暑季炎热，口干汗出等。乌梅30克，山楂干50克，陈皮15克，甘草3克，清水洗净。再加入足量的水，煮40分钟左右，放入冰糖，用勺子搅拌一下，煮至水再开一次，滤除残渣，2次的汤水兑在一起，放凉后转入冰箱冷藏即可。乌梅、山楂干、陈皮、甘草在煮之前一定要先浸泡，这样酸梅汤煮好才是暗红色，否则是像啤酒一样的颜色。

2. 姜茶乌梅粥　温中散寒，杀菌止痢。可用于细菌性痢疾和阿米巴痢疾。生姜10克，乌梅肉30克，绿茶5克，粳米50克，红糖适量。将前三味煎煮，取汁去渣，加粳米煮粥，粥将熟时调入红糖即可。每日2次，温热服。湿热型菌痢忌用（《世医得效方》）。

# 桃　仁

【别名】　毛桃仁、扁桃仁、大桃仁、桃核仁、桃核人。

【来源】　6～7月成熟时采收蔷薇科植物桃或山桃果实，除去果肉及核壳，取其种子，晒干。药用其干燥成熟种子。净桃仁，置沸水中，加热至种皮微鼓起，捞出，置凉水中浸泡，取出，搓开种皮与种仁，干燥，除去种皮，为燀桃仁，再文火炒至微黄色，为炒桃仁。全国各地普遍栽培。选购时宜查看果仁饱满完整、外表呈现红棕色或黄棕色，表面纹路清晰，外观多呈心形，具有芳香气味，食用后有回甜，若食后仅有苦味者不用。

【性味归经】　性平，味苦、甘，有毒，归心、肝、大肠经。

【功效主治】　活血祛瘀，润肠通便，止咳平喘。用于经闭，痛经，癥瘕痞

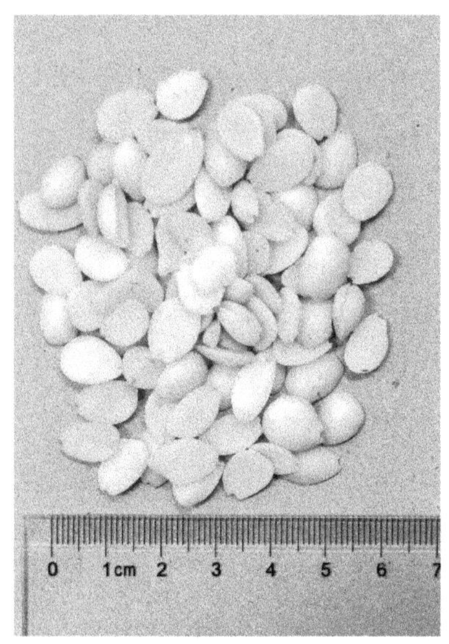

块,跌扑损伤,肠燥便秘。

**【用法用量】** 内服,4.5~9克。

**【禁忌】** 不可过量久服,孕妇及便溏者慎用;过量中毒,可有眩晕、头痛、呕吐等症状。

**【成分药理】** 桃仁含苦杏仁苷约3.6%,挥发油0.4%,脂肪油45%;油中主含油酸甘油酯和少量亚油酸甘油酯。另含苦杏仁酶等。桃仁的醇提取物,有抗血凝及较弱的溶血作用。桃仁含有苦杏仁素,毒性较强,不可直接食用。需开水浸泡20~30分钟,去皮,清水浸泡30小时以上,中间要多次换水,然后再入开水锅内煮开10分钟,无苦味时方可食用。种子含苦杏仁苷、脂质和糖类等。含有膳食纤维、胡萝卜素、核黄素,以及多种氨基酸。具有祛瘀血、抗过敏、抗炎等作用;短暂降压,增加毛细血管的通透性。

**【药治】**

1. 桂枝茯苓丸　化瘀消癥。治妇人宿有癥块,或血瘀经闭,行经腹痛,产后恶露不尽。桃仁(去皮、尖,熬)、芍药、桂枝、茯苓、牡丹(去心)各等分。上五味为末,炼蜜和丸如兔屎大。每日食前服一丸,不知,加至三丸(《金匮要略》)。

2. 桃核承气汤　逐瘀泻热。治下焦蓄血证。少腹急结,小便自利,神志如狂,甚则烦躁谵语,至夜发热;以及血瘀经闭,痛经,脉沉实而涩者。桃仁五十个(去皮、尖),大黄四两,桂枝二两(去皮),甘草(炙)二两,芒硝二两。上五味,以水七升,煮取二升半,去滓,内芒硝,更上火微沸,下火。先食温服五合,日三服,当微利(《伤寒论》)。

3. 杏参饮　泻肺平喘,润肠通便。治胸膈胀满,上气喘急,咳嗽倚息,睡卧不得。桃仁、人参、桑白皮(蜜炙,泔浸)、杏仁等分。为末,每服八钱,加生姜三片,枣子一枚。水煎,食后温服(《医方类聚》)。

4. 双仁丸　降逆止咳。治气逆喘急。桃仁、杏仁(并去双仁皮尖,炒)各半两。同细研，面糊和丸如梧子大。每服十丸，生姜汤下，微利为度（《圣济总录》）。

5. 桃灵丹　活血止痛。治心腹气痛，或瘀血作痛。桃仁五钱，五灵脂（火煨制）五钱。为末，醋糊为丸如梧子大。每服二十丸，醋汤或酒送下（《寿世保元》）。

6. 桃仁煎　破瘀开结，治产后恶露不净，脉弦滞涩者。桃仁三钱，当归三钱，赤芍、桂心各钱半，砂糖三钱（炒炭）。水煎，去渣温服（《医略六书》）。

7. 下瘀血汤　活血化瘀利水，治产后腹痛，干血着脐下，亦主经水不利。大黄三两，桃仁二十枚，䗪虫二十枚（熬，去足）。上三味，末之，炼蜜和为四丸，以酒一升煎一丸，取八合。顿服之，新血下如豚肝（《金匮要略》）。

**【食养】**

1. 粳米桃仁粥　降气止咳，活血止痛。可用于上气咳喘，胸膈伤痛。粳米二合，桃仁一两（汤浸，去皮尖双仁研）。上以桃仁和米煮粥，空腹食之（《太平圣惠方》）。

2. 墨鱼桃仁煲　活血化瘀，滋阴养血。可用于妇女月经有血块，或闭经等。桃仁9克，墨鱼200克，生姜6克。桃仁洗净，浸泡至无黏液浸出，无苦味，墨鱼洗净，切片，再一起与生姜放进瓦煲内，加入清水1.5升，武火煲沸后改文火煲1.5小时，放适量食盐与生油便可。食墨鱼饮汤，每周1～2次。

3. 桃仁枸杞鸡丁　补气活血，明目健身。可用于咳嗽气喘、神疲乏力、尿频阳痿等病症。枸杞子30克，桃仁50克，鸡肉200克，鸡汤50克，芝麻油6克，干淀粉5克，食盐6克，白砂糖6克，胡椒粉1克，绍酒6克，猪油60克，酱油少许，葱、姜、蒜各6克。枸杞子洗净，桃仁用开水泡后去皮，洗净，浸泡至无黏液浸出，无苦味，将鸡肉切成1厘米见方的鸡丁，用食盐、味精、白砂糖、胡椒粉、鸡汤、麻油、湿淀粉兑成滋汁待用。取锅置火上，烧热后加油，至油五成热时，投入鸡丁快速滑炒，倒入漏勺内沥油；锅再置火上，放热油50克，下姜、葱、蒜煸炒，再投入鸡丁，倒入滋汁翻炒，并投入枸杞子与核桃仁同炒，炒匀装盘即成。

4. 桃仁粥　可用于上气咳嗽，胸膈痞满，气喘等。桃仁三两，去皮、尖，以水一大升，研汁，和粳米二合，煮粥食（《食医心镜》）。

# 香　橼

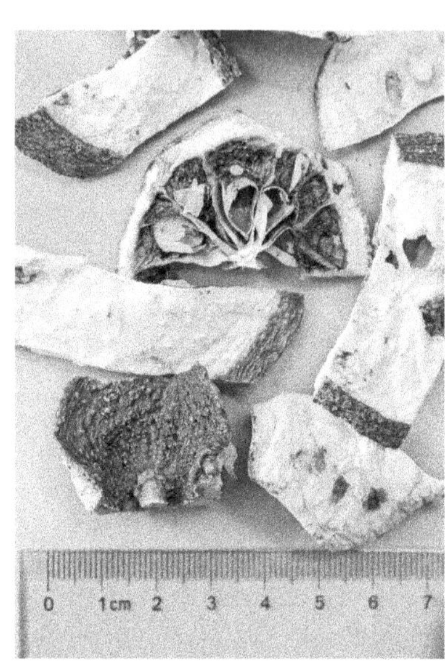

【别名】　枸橼、香泡树、香圆。

【来源】　本品为芸香科植物枸橼或香圆（西南香圆）的干燥成熟果实。秋季果实成熟时采收，趁鲜切片，晒干或低温干燥。

【性味归经】　性温，味辛、苦、酸，归肝、脾、肺经。

【功效主治】　疏肝理气，宽中化痰。用于肝胃气滞，胸胁胀痛，脘腹痞满，呕吐噫气，痰多咳嗽。

【用法用量】　内服，3～9克。

【禁忌】　阴虚血燥及孕妇气虚者慎服。

【成分药理】　枸橼成熟果实含橙皮苷、枸橼酸、苹果酸、果胶、鞣质及维生素C等。果实含油0.3%～0.7%，果皮含油6.5%～9%。具有抗炎、抗病毒作用。其中橙皮苷有预防冻伤和抑制大鼠晶状体的醛还原酶作用。

【药治】

1. 消胀万应汤　化积消胀。治气滞湿阻，胸腹胀满。地骷髅9克，大腹皮6克，真川厚朴3克，莱菔子6克（春砂仁1.5克拌炒），六神曲4.5克，陈香橼皮2.4克，鸡内金2张，人中白（煅透）1.5克，灯心5小帚（《重订通俗伤寒论》）。

2. 四陈汤　疏肝理气止痛。治气滞腹痛。陈皮（去白），陈香橼（去瓤），陈枳壳（去瓤，面炒），陈茶叶各等分，制法：上药研末。每服9克，开水点服（《医学心悟》）。

3. 鸡金散　宽中理气，健脾消胀。治鼓胀肿满，小儿疳积。鸡内金一具（焙），真沉香二钱，砂仁三钱，陈香橼（去白）五钱。上为末。每用一钱五分，生姜汤送下，虚者人参汤送下。虚火者忌服（《医宗必读》）。

【食养】

1. 香橼甘蔗汤　和中降逆。可用于反胃。干香橼两大只（熬浓汁），甘蔗汁五碗，生姜汁一茶杯，上和匀。早、晚各服大半茶杯（《不知医必要》）。

2.香砂糖　健脾开胃，行气消胀。可用于小儿食欲不振或食后腹胀等。香橼10～15克，砂仁5～10克，白砂糖200～300克，把香橼同砂仁一起放入碾槽内，研成细粉末；把白糖放入铝锅中，加水适量，以小火慢慢煎熬至稠厚时，加入香橼、砂仁粉，一边搅拌调和均匀，一边继续以小火煎熬，熬到挑起糖成丝状时，离火趁热倒入已涂过菜油的搪瓷盘中，稍冷后按压平整，再切成小糖块即可。

3.百果酒　补虚益骨。可用于腰酸腿软，大便干涩不畅等。香橼两个，佛手两个，核桃肉半斤，龙眼肉半斤，莲肉半斤，橘饼半斤，柏子仁四两，松子三两，红枣二十两，黑糖三斤。干烧酒五十斤浸（《仙拈集》）。

# 小 茴 香

【别名】　谷茴香、谷茴。

【来源】　本品为伞形科植物茴香的干燥成熟果实。小茴香以颗粒均匀、质地饱满、色泽黄绿、芳香浓郁、无柄梗者为佳。主产于山西、内蒙古、甘肃、辽宁。

【性味归经】　性温，味辛，归肝、肾、脾、胃经。

【功效主治】　散寒止痛，理气和胃。用于寒疝腹痛，睾丸偏坠，痛经，少腹冷痛，脘腹胀痛，食少吐泻，睾丸鞘膜积液。盐小茴香暖肾散寒止痛。用于寒疝腹痛，睾丸偏坠，经寒腹痛。

【用法用量】　内服，3～6克。

【禁忌】　阴虚火旺者慎服。

【成分药理】　含茴香醚、α-茴香酮、甲基胡椒酚、茴香醛等。促进胃肠道运动，抗溃疡，保肝利胆，有雌激素样作用，由小茴香提取的植物聚多糖有抗肿瘤作用。挥发油对真菌孢子、鸟型结核杆菌、金黄色葡萄球菌有抑制作用。

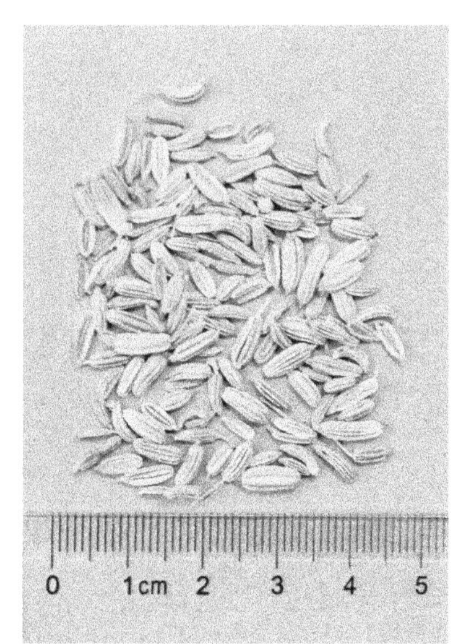

【药治】

1.一香散　理气止痛。治右胁痛。小茴香（炒）一两，枳壳（面炒）五钱，为末。

每服二钱,盐酒调服(《红炉点雪》)。

2. 小茴香丸　疏肝理气止痛。治小肠气腹痛。茴香、胡椒各等分。为细末,以酒糊丸如梧桐子大。每服五十丸,空腹以温酒送下(《三因极一病证方论》)。

3. 温通汤　散寒行气。治下焦受寒,小便不通。椒目(炒,捣)八钱,小茴香(炒,捣)二钱,威灵仙三钱。水煎服。下焦寒甚者,酌加肉桂、附子、干姜等;气虚者,加人参(《医学衷中参西录》)。

**【食养】**

1. 茴香茶　散寒行气,疏肝催乳。可用于妇女奶水少而不畅。辛辣而香气独特的口感,加一点蜂蜜或蜂糖浆饮用风味更佳,也可加入少量肉桂压味。

2. 茴香汁　理气和胃。治突然恶心,腹部不适。生茴香捣烂成汁一合,与热酒一合一起服下,能通小肠气和突然肾气冲胁。

# 益　智

**【别名】**　益智子。

**【来源】**　为姜科植物益智的果实。5~6月果实呈褐色、果皮茸毛减少时采摘。分布于广东和海南,福建、广西、云南亦有栽培。益智仁:取益智仁置锅内,炒至外壳焦黑,取出冷透,除去果壳,取仁捣碎用。盐益智仁:取益智仁用盐水拌匀,微炒,取出放凉(每益智仁一百斤,用食盐二斤八两,加适量开水化开澄清)。

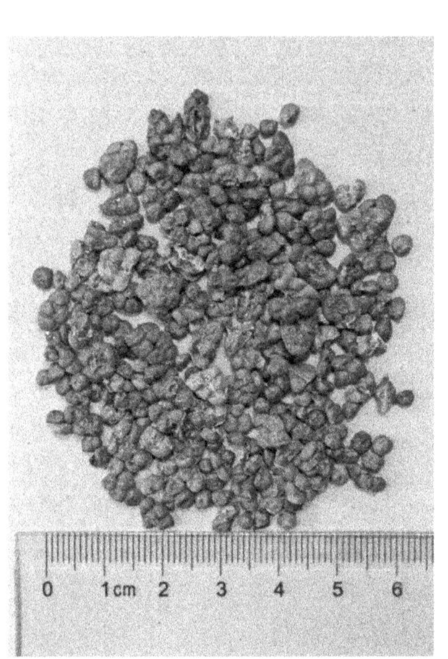

**【性味归经】**　性温,味辛,归脾,肾经。

**【功效主治】**　温脾暖肾,固气涩精。治冷气腹痛,中寒吐泻,多唾遗精,小便余沥,夜尿频繁。

**【用法用量】**　内服,6~12克。

**【禁忌】**　阴虚火旺。或因热而遗滑、崩带者忌服。

**【成分药理】**　含挥发油1%～2%，油中含桉油精55%以及姜烯、姜醇。并含丰富的B族维生素及维生素C，以及微量元素锰、锌、钾、钠、钙、镁、磷、铁、铜等。

**【药治】**

1. 三仙丸　固肾涩精。治梦泄。益智仁二两（用盐二两炒，去盐），乌药二两，上为末，用山药一两为糊，和丸如梧桐子大，每服五十丸，空心临卧盐汤下，以朱砂为衣（《世医得效方》）。

2. 益智仁散　温脾固肾。治小儿遗尿，亦治白浊。益智仁、白茯苓各等分，上为末。每服一钱，空心米汤调下（《补要袖珍小儿方论》）。

3. 益智五味丸　补益肝肾，固气涩精。治肝肾俱虚，精气耗散。益智仁、肉苁蓉、巴戟（去心）、人参、五味子、骨碎补、茴香、覆盆子、龙骨、熟地黄、菟丝子（制）各等分。上为末，酒糊为丸，如梧桐子大。每服50丸，空心米汤送下（《普济方》）。

4. 益智仁丸　温脾，暖肾。治小便赤浊。益智仁、茯神各二两，远志、甘草（水煮）各半斤。为末，酒糊丸，梧子大。空心姜汤下五十丸（《本草纲目》）。

**【食养】**

1. 益智仁蛋　固肾缩尿。可用于小儿遗尿或夜尿频多之人。益智仁、山药、乌梅、枸杞子各10克，鸡蛋2个。鸡蛋洗净，连壳与益智仁、山药、乌梅、枸杞子一同放入砂锅，加适量水，待蛋煮熟后去蛋壳，再文火煮至药液全干，弃药吃蛋。

2. 红参益智仁粉　健脾固肾，填精益智。可用于阿尔茨海默病患者。红参30克，益智仁100克。两者研成细末，混匀，每次服5克，每日服1～2次。

3. 益智仁白术茯苓饮　健脾祛湿止泻。可用于腹泻、大便溏薄、小儿遗尿、小儿流涎不止或女子带下清稀等。益智仁15克，白术10克，茯苓20克。三者一同放入砂锅，加适量清水，煮沸后小火熬煮30分钟，当茶饮用。

4. 益智芪药粥　健脾安神，益肾缩尿。可用于乏力、失眠健忘、大便溏薄、夜尿频多的人群。益智仁15克，怀山药30克，黄芪20克，粳米100克。上述用料洗净，一同放入砂锅，加适量清水，熬煮成粥，调入精盐即成。

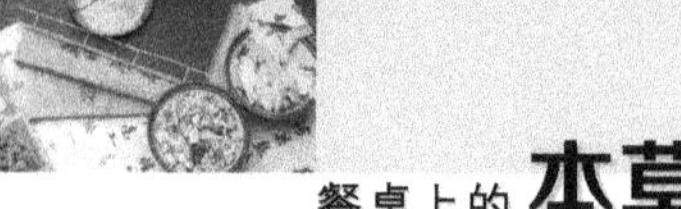

# 余 甘 子

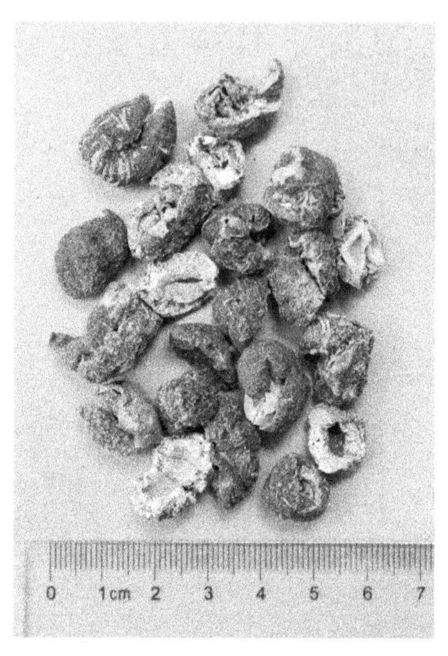

**【别名】** 滇橄榄、庵摩勒、油柑子。

**【来源】** 本品系藏族习用药材。为大戟科油柑属植物余甘子的干燥成熟果实。冬季至次春果实成熟时采收，除去杂质，干燥。

**【性味归经】** 性凉，味甘、酸、涩，归肺、胃经。

**【功效主治】** 清热凉血，消食健胃，生津止咳。用于血热血瘀，消化不良，腹胀，咳嗽，喉痛，口干。

**【用法用量】** 内服，3～9克，多入丸散服。

**【禁忌】** 脾胃虚寒者慎服。

**【成分药理】** 果实含鞣质，种子含固定油约26%，油中含亚麻酸8.8%，亚油酸44%，油酸28.4%，硬脂酸2.2%，棕榈酸3.0%，肉豆蔻酸1%等。可对抗由异丙肾上腺素引起的大鼠心肌坏死；并能增加心肌糖原水平，对血脂也产生明显的变化；对放射引起的染色体畸变有保护作用。

**【药治】**

1. 余甘子散　清热凉血。治乳石发热，上攻头面，烦热，咽喉不利，舌粗语涩，大小便不通。余甘子三分，红雪三两，犀角屑一两，子芩半两，独活半两，葛根半两（锉），川升麻半两，防风半两（去芦头），甘草半两（生用）。上为细散。每服二钱，用生地黄汁二合调下，不拘时候（《太平圣惠方》）。

2. 解渴太平百杯丸　生津止渴。治渴甚。木瓜十枚（烂蒸去皮，细研），乌梅（去核）一斤，甘草七两半（炙），干葛二两，川芎半两，余甘子半两，紫苏叶半两，百药煎一两（研），白盐十两（炒），后弃之。上为细末，同研匀，将木瓜搜和为丸，如鸡头子大。每服一丸，含化（《杨氏家藏方》）。

**【食养】**

1. 治河豚鱼中毒　余甘子生吃吞汁，并可治鱼骨梗喉（《昆明民间常用草药》）。

2. 余甘子茶　化痰止咳，生津解毒。可用于治疗咽喉肿痛、喉痹、肺热或感冒风热、咳嗽咽干、烦热。余甘子10克，绿茶3克，冰糖12克。用开水冲泡后饮用。

# 紫 苏 子

**【别名】**　苏子、黑苏子。

**【来源】**　本品为唇形科植物紫苏的干燥成熟果实。秋季果实成熟时采收，除去杂质，晒干。

**【性味归经】**　性温，味辛，归肺经。

**【功效主治】**　降气化痰，止咳平喘，润肠通便。用于痰壅气逆，咳嗽气喘，肠燥便秘。

**【用法用量】**　内服，3～9克。

**【禁忌】**　气虚久嗽、阴虚喘逆、脾虚便滑者慎用。

**【成分药理】**　紫苏子含蛋白质17%、油51.7%，油中富含不饱和脂肪酸和亚麻酸56.8%，亚油酸17.6%。有抗癌作用，紫苏油还可提高大鼠学习能力。

**【药治】**

1. 苏子散　降气消痰，止咳平喘。治小儿久咳嗽，喉内痰声如拉锯，老人咳嗽吼喘。紫苏子一钱，八达杏仁一两（去皮、尖），老人加白蜜二钱。共为末，大人每服三钱，小儿服一钱，白滚水送下（《滇南本草》）。

2. 三子养亲汤　温肺化痰，降气消食。治痰壅气逆食滞证。咳嗽喘逆，痰多胸痞，食少难消，舌苔白腻，脉滑。紫苏子、白芥子、莱菔子。上三味，各洗净，微炒，击碎，看何证多，则以所主者为君，余次之，每剂不过三钱，用生绢小袋盛之，煮作汤饮，随甘旨，代茶水啜用，不宜煎熬太过。若大便素实者，临服加熟蜜少许，若冬寒，加生姜三片

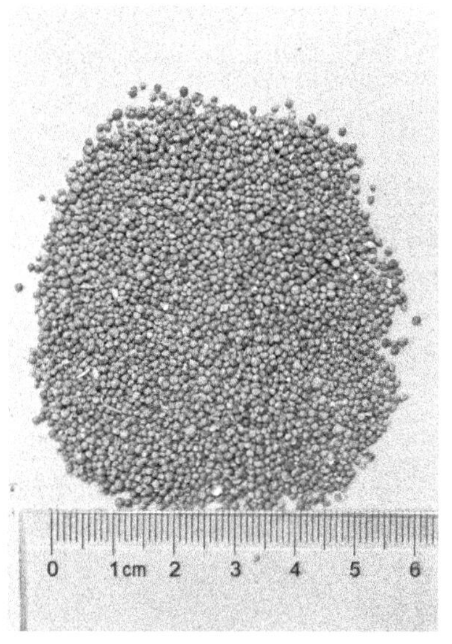

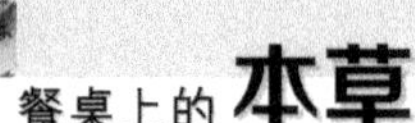

（《韩氏医通》）。

3. 青龙散　降气止咳。治咳嗽上气，不得卧。人参（去芦头）、陈皮（去白）、五味子、紫苏子各一两。为粗末。每服三钱，加生姜三片，水煎温服，不拘时候（《御药院方》）。

**【食养】**

1. 紫苏麻仁粥　顺气通便。可用于气郁便秘的人群。紫苏子、麻子仁，不拘多少，研烂，水滤取汁，煮粥食之（《重订严氏济生方》）。

2. 紫苏子汤团　理气宽中，开胃畅膈。可用于咳喘痰多、胸膈满闷、食欲不佳、消化不良、便秘等。脾胃虚弱泄泻者忌食用。紫苏子90克，糯米粉300克。调料：白糖、猪油。将紫苏子洗净沥干，入锅炒熟，出锅晾凉研碎，放入猪油、白糖拌匀成馅。将糯米粉用沸水和匀，做成粉团，包入馅即成生汤团，入沸水锅煮熟，出锅即成。

# 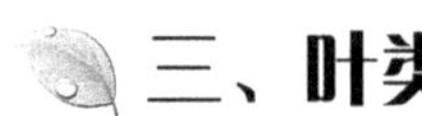 三、叶类

## 薄　荷

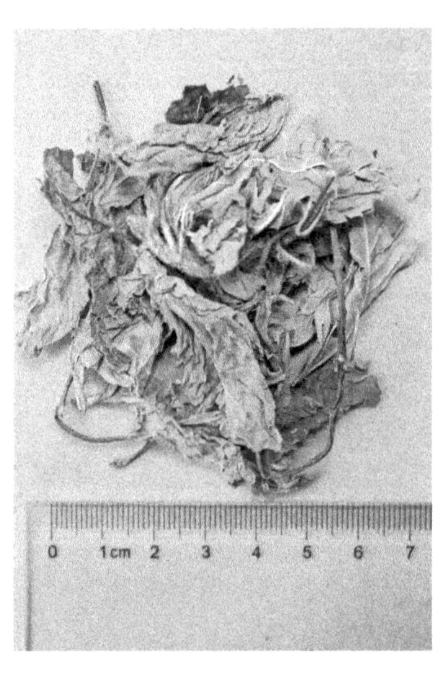

**【别名】**　蕓荷、夜息药、仁丹草、鱼香草、香薷草。

**【来源】**　本品为唇形科薄荷属植物薄荷的干燥地上部分。夏、秋二季茎叶茂盛，或花开至三轮时，选晴天，分次采割，晒干或阴干。

**【性味归经】**　性凉，味辛，归肺、肝经。

**【功效主治】**　宣散风热，清利头目，利咽，透疹，疏肝行气。用于风热感冒，风温初起，头痛，目赤，喉痹，口疮，风疹，麻疹，胸胁胀闷。

**【用法用量】**　内服，3～6克，入煎剂宜

后下。

【禁忌】　阴虚血燥、肝阳偏亢、表虚汗多者慎服。

【成分药理】　新鲜叶含挥发油0.8%～1%，干茎叶含1.3%～2%。油中主成分为薄荷醇，含量77%～78%，其次为薄荷酮，含量为8%～12%，还含乙酸薄荷酯、莰烯、柠檬烯、异薄荷酮、蒎烯、薄荷烯酮、树脂及少量鞣质、迷迭香酸。薄荷醇局部应用可治头痛、神经痛、瘙痒等。应用于皮肤，首先有凉感，以后有轻微刺灼感。此种凉感并非皮肤温度降低，而系刺激神经末梢之冷觉感受器所引起。薄荷醇、薄荷酮对离体兔肠有抑制作用，后者的作用较强。此外，还有抗病毒、镇痛、止痒、抗刺激、止咳、杀菌、抗着床、抗早孕、利胆作用等。

【药治】

1. 凉解汤　辛凉解表。治温病，表里俱觉发热，脉洪而兼浮者。生石膏一两，薄荷叶三钱，蝉蜕（去足）二钱，甘草一钱五分。水煎服（《医学衷中参西录》）。

2. 玉粉丸　清气化痰。治气痰咳嗽，脉涩面白，上气喘促，洒淅恶寒。南星、半夏（俱洗）各一两，官桂（去皮）一两。为细末，薄荷为丸如桐子大。每服五七丸，食后生姜汤下（《素问病机气宜保命集》）。

3. 青龙散　清热利咽。治咽喉肿痛妨闷。石膏八两，朴硝、生甘草各一两，青黛半两。为细末，每服二三钱，煎薄荷汤，调匀热漱冷吐，不拘时候（《御药院方》）。

4. 荜澄茄丸　治鼻塞不闻香臭。薄荷二钱，荆芥穗一钱，荜澄茄二分。为细末，蜜丸，含化下（《类证治裁》）。

5. 正颜丹　疏风散邪。治口眼㖞斜。白芷二两，独活二两，薄荷一两。为末，蜜丸如弹子大。每服一丸，细嚼，茶清下（《寿世保元》）。

【食养】

1. 薄荷豆腐　宣散风热。可用于伤风鼻塞、打喷嚏、流鼻涕等症。豆腐2块，鲜薄荷50克，鲜葱3条，加两碗水煎，煎至水减半，即趁热食用。

2. 薄荷糕　疏风散热，清咽利喉。可用于咽喉肿痛等。取糯米、绿豆各500克，薄荷15克，白糖25克，桂花少许。先将绿豆煮至烂熟，再加入白糖、桂花和切碎的薄荷叶做成馅备用。把糯米焖熟，放入盒内晾凉，然后用糯米饭包豆沙馅，用木槌压扁即成。

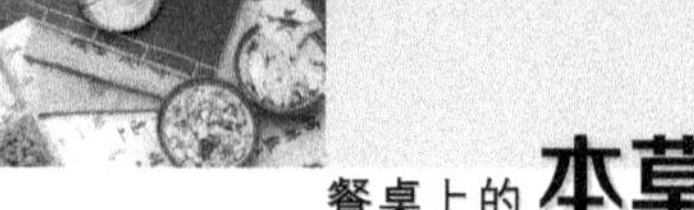

3. 鲜薄荷鲫鱼汤　疏风止咳。可用于小儿久咳。活鲫鱼1条，剖洗干净，用水煮熟，加葱白1根，生姜1片，鲜薄荷20克，水沸即可放调味品和油盐，汤肉一起吃。每日吃1次，连吃3～5日。

# 淡 竹 叶

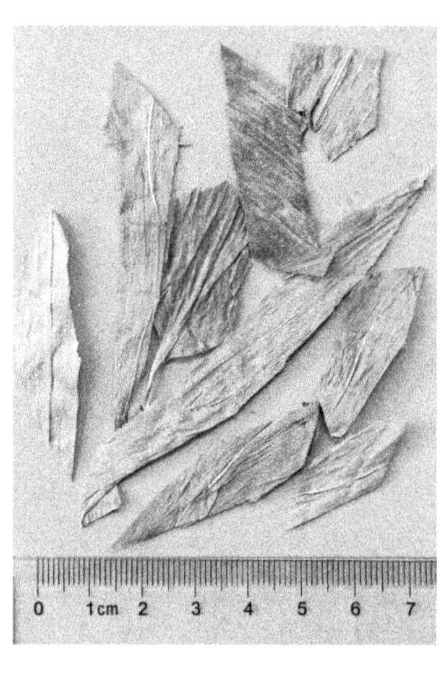

【别名】　山鸡米、金鸡米、竹叶麦冬。

【来源】　本品为禾本科植物淡竹的干燥茎叶。夏季未抽花穗前采割，晒干。

【性味归经】　性寒，味甘、淡，归心、胃、小肠经。

【功效主治】　清热、除烦、利尿。用于热病烦渴，小便赤涩淋痛，口舌生疮。

【用法用量】　内服，6～9克。

【禁忌】　体虚有寒者慎服。

【成分药理】　茎、叶含三萜化合物芦竹素，印白茅素，蒲公英赛醇和无羁萜。另谓地上部分含酚性成分、氨基酸、有机酸、糖类。有较强的解热、利尿作用，亦能增加尿中氯化物的排泄量；水煎剂对金黄色葡萄球菌、溶血性链球菌有抑制作用；本品粗提取物对肉瘤S180有一定抑制，并有升血糖等作用。

【药治】

1. 石膏煎　清热利尿。治脾热腹满不止，目赤，口唇干裂。石膏一斤，生地黄汁、蜂蜜各一升，淡竹叶（切）五升。为末，先煎竹叶，去渣，入石膏煎，次下地黄汁煮沸，再下蜜。徐徐服（《医方类聚》）。

2. 通苓散　清热、除烦、利尿。治伤暑，潮热烦渴，小便不利。麦冬、淡竹叶、车前穗、灯心各等分。水煎服（《医门法律》）。

3. 黄连散　清热除烦，生津止渴。治消渴，口干烦热，不能饮食。黄连（去须）二两，葛根（锉）二两，麦冬（去心）一两，枇杷叶（拭去毛，炙微黄）一两。为末，每服四钱，入生姜半分，淡竹叶二七片，水煎温服，不拘时候（《太平圣惠方》)。

**【食养】**

1.淡竹叶粥　清热除烦。治小儿心脏风热,精神恍惚。淡竹叶一握,粳米一合,茵陈半两。先煎竹叶、茵陈,去渣,入米煮粥食之(《太平圣惠方》)。

2.灯心竹叶茶　清心火,利湿热,除烦安神。可用于湿热型病毒性心肌炎急性期。灯心草9克、竹叶6克加水适量煎煮,滤汁代茶饮;或沸水沏,代茶饮。

# 荷　叶

**【别名】**　蕸。

**【来源】**　本品为睡莲科植物莲的干燥叶。夏、秋二季采收,晒至七八成干时,除去叶柄,折成半圆形或折扇形,干燥。

**【性味归经】**　性平,味苦,归肝、脾、胃经。

**【功效主治】**　清热解暑,升发清阳,凉血止血。用于暑热烦渴,暑湿泄泻,脾虚泄泻,血热吐衄,便血崩漏。荷叶炭收涩化瘀止血。用于多种出血症及产后血晕。

**【用法用量】**　内服,3～9克;鲜品15～30克;荷叶炭3～6克。

**【成分药理】**　叶含莲碱、荷叶碱、原荷叶碱、亚美罂粟碱、前荷叶碱、N-去甲基荷叶碱、D-N-甲基乌药碱、番荔枝碱、鹅掌楸碱、槲皮素、异槲皮苷、莲苷、酒石酸、柠檬酸、苹果酸、葡萄糖酸、草酸、琥珀酸、鞣质。还含抗有丝分裂作用的碱性成分。

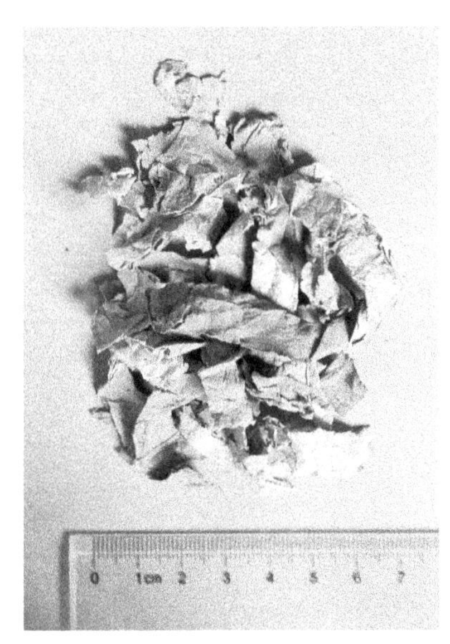

**【药治】**

1.清震汤　升阳散风。治雷头风证,头面疙宿肿痛,憎寒发热,状如伤寒。荷叶一枚,升麻五钱,苍术五钱。水煎温服(《内经类编试效方》)。

2.四生丸　凉血止血。治阳乘于阴,以

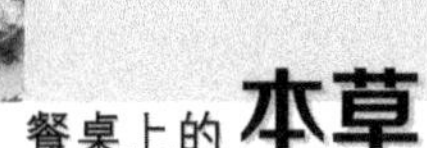

致吐血衄血。生荷叶、生艾叶、生柏叶、生地黄各等分。上研,丸鸡子大。每服一丸,水煎服(《妇人良方》)。

3. 荷叶藁本汤　清热凉血。治脚胫生疮,浸淫腿膝,脓水淋漓,热痹痒痛。干荷叶四个,藁本二钱半。上细切,水二斗,煎至五升,去渣。温热得所,淋渫,仍服大黄左经汤(《证治准绳》)。

【食养】

1. 荷叶二花粥　清热解暑,除烦利尿。可用于暑热症及高脂血症。鲜荷叶1张,荷花1朵,扁豆花5朵,大米100克。将鲜荷叶洗净、切细;先取大米煮粥,待熟后调入荷叶、二花,再煮一二沸服食,每日2剂。

2. 莲米芡实荷叶粥　健脾止带。可用于带下绵绵不断,面白或黄,四肢不温,纳少便溏,精神倦怠等。莲米、芡实各60克,鲜荷叶1张,糯米30克,猪肉50克,红糖适量。将芡实去壳,荷叶剪块,将诸药与糯米同放锅中,加清水适量煮至成粥,红糖调服,每日2剂。

3. 双荷饮茶　止血,化瘀,清暑。可用于吐血、衄血、尿血、崩漏等一切出血症状;对肥胖、高血脂症等人可作为保健药茶饮用或夏季清暑饮料。取荷叶顶7个,藕节7个,蜂蜜适量。将荷叶顶、藕节洗净,捣碎,加入蜂蜜拌匀,加清水适量煎沸,盖闷15分钟后取汁去渣即可。每日1～2剂,不拘时频饮。

# 昆　布

【别名】　纶布,海昆布。

【来源】　本品为海带科植物海带或翅藻科植物昆布(鹅掌菜)的干燥叶状体。夏、秋二季采捞,晒干。

【性味归经】　性寒,味咸,归肝、胃、肾经。

【功效主治】　软坚散结,消痰利水。用于瘿瘤,瘰疬,睾丸肿痛,痰饮水肿。

【用法用量】　内服,6～12克。

【禁忌】　脾胃虚寒、蕴湿者慎服。

【成分药理】　昆布含藻胶酸25.6%、粗蛋白9.97%、甘露醇7.21%、灰分

26.03%、钾4.92%、碘0.28%。昆布中所含之碘,较单纯的碘、碘化钾吸收慢,体内保留时间长,排出也慢,可用来纠正由缺碘而引起的甲状腺功能不足。碘化物进入组织及血液后,尚能促进病理产物如炎症渗出物的吸收。能使病态的组织崩溃和溶解,对活动性肺结核一般不用。还有降压、降糖、降脂、抗凝、抗放射作用。

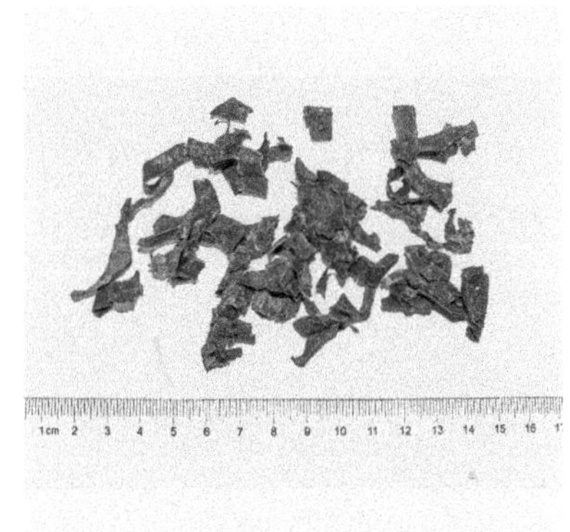

**【药治】**

1. 槟榔丸　软坚散结。治瘿病,咽喉肿塞。槟榔(锉)、海藻(洗去咸,焙)、昆布(洗去咸,焙)各三两。为末,丸如弹子大。每服一丸,含化(《圣济总录》)。

2. 沙参丸　理气散结。治疝气。沙参二两,昆布(洗焙)、茴香(炒)各半两。为细末,以酒煮面糊丸如梧子大,每服二十丸。以温酒调下,食前服(《圣济总录》)。

3. 二海丸　软坚散结。治气瘿随忧愁消长者。海藻(酒洗)、昆布(酒洗)各等分。为末,蜜丸如杏核大。每服一丸(《证治准绳》)。

**【食养】**

1. 海藻昆布汤　降压消脂,软坚散结。可用于冠心病合并高脂血症、高血压者。海藻30克,昆布30克,木耳15克,黄豆200克。海藻、昆布洗净切段,木耳择去蒂,掰小块,置锅中加水,共炖煮,加少量调味品后服食。

2. 昆布海藻炖黄豆　化痰散结,降浊祛脂。可用于痰浊瘰疬、缺碘性甲状腺肿大等。昆布、海藻各30克,黄豆100克,调味品适量。昆布、海藻用清水发开,洗净,切丝。黄豆用清水浸泡0.5小时。将黄豆加清水适量,武火煮沸后,下昆布、海藻,文火煮至烂熟后,调入食盐、味精、猪油适量即可。


# 桑　叶


**【别名】**　铁扇子、蚕叶。

**【来源】**　本品为桑科植物桑的干燥叶。初霜后采收,除去杂质,晒干。以

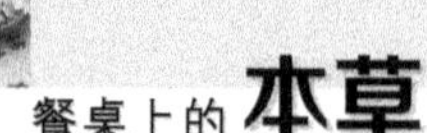

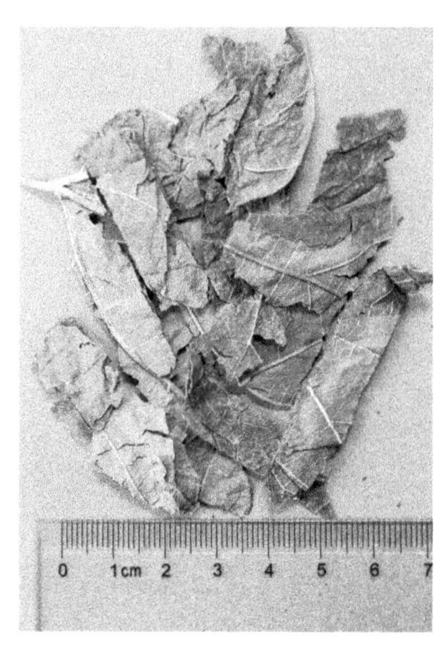

叶大、色黄绿者为佳。

**【性味归经】** 性寒，味甘、苦，归肺、肝经。

**【功效主治】** 疏散风热，清肺润燥，清肝明目。用于风热感冒，肺热燥咳，头晕头痛，目赤昏花。

**【用法用量】** 内服，5～9克。

**【禁忌】** 脾虚便溏者慎用。

**【成分药理】** 叶含芸香苷、槲皮素、异槲皮苷、槲皮素-3-三葡糖苷、微量的β-谷甾醇、菜油甾醇、β-谷甾醇、β-D-葡糖苷、蛇麻脂醇、内消旋肌醇、昆虫变态激素牛膝甾酮和蜕皮甾酮、溶血素、绿原酸。挥发油成分中有乙酸、丙酸、丁酸、异丁酸、戊酸、异戊酸、己酸、异己酸、水杨酸甲酯、愈创木酚、酚、邻苯甲酚、间苯甲酚、丁香油酚等，又含草酸、延胡索酸、酒石酸、柠檬酸、琥珀酸、棕榈酸、棕榈酸乙酯、三十一烷、羟基香豆精、蔗糖、果糖、葡萄糖、天门冬氨基酸和谷氨酸等氨基酸。有抗菌、降压、降血糖作用。

**【药治】**

1. 桑菊饮　辛凉解表，疏风清热，宣肺止咳。治太阴风温，但咳，身不甚热，微渴者。杏仁二钱，连翘一钱五分，薄荷八分，桑叶二钱五分，菊花一钱，苦梗二钱，甘草八分（生），苇根二钱。水二杯，煮取一杯，日二服（《温病条辨》）。

2. 桑麻丸　清肝明目。治肝阴不足，眼目昏花，咳久不愈，肌肤甲错，麻痹不仁。嫩桑叶（去蒂，洗净，晒干，为末）一斤，黑胡麻子（淘净）四两，将胡麻擂碎，熬浓汁，和白蜜一斤，炼至滴水成珠，入桑叶末为丸，如梧桐子大。每服三钱，空腹时盐汤、临卧时温酒送下（《医级》）。

3. 双叶汤　和中辟秽，疏风散热。治小儿霍乱吐逆。干桑叶、藿香叶（去土）各等分。为细末，每服一钱，温米饮调下，不拘时候（《杨氏家藏方》）。

4. 补肺散　滋阴清肺。治肺痿劳伤吐血。黄明胶（炙燥）二两，桑叶（阴干）二两。为细末，每服三钱匕，用生地黄汁调下，糯米饮亦得（《圣济总录》）。

**【食养】**

1. 桑叶猪骨汤　清肺，养肝，壮骨。可用于中老年人高血压、高脂血症、高血糖兼有骨质疏松的人群。鲜桑叶300克，猪骨500克，蜜枣3颗。猪骨与蜜枣用大火同煲至滚，然后放入桑叶煲1小时左右，见汤浓便可调味即可。在汤好前的15分钟，还可加入适量的桂圆肉及枸杞子。桂圆肉可补气安神，枸杞子可明目补肾。

2. 桑叶枸杞茶　利尿，清热，明目。可用于视物模糊、小便不畅的人群。枸杞子30克，鲜车前草30克，鲜桑叶60克，加水适量煎汤服。

3. 桑叶菊花茶　疏散风热，清肺润燥，清肝明目。可用于温邪、热邪所引起的发热。干桑叶、干菊花各20克煮水，当茶频服。

4. 参归桑叶茶　补气养血，清凉润燥。可用于气血亏虚而致头目眩晕，伴见面色苍白，指甲少华，皮肤干糙，心悸少寐，神疲乏力，须发稀落者。当归150克，党参120克，冬桑叶60克。上药共研粗末，每日取30～40克，置保温瓶中，冲入沸水适量，盖闷20～30分钟后，代茶频饮。感冒恶寒、发热无汗者慎用（《中医良药良方》）。

5. 桑叶猪肝汤　疏风清热，养肝明目。可用于肝热、头目疼痛、眼结膜炎以及夜盲症。桑叶15～20克，猪肝100～120克，生姜2片。桑叶用清水洗净，浸泡15～20分钟；猪肝洗净切为片状，用少许食盐和酱油、生油腌拌片刻。先把桑叶和生姜放进瓦煲内，加入清水500毫升（约两碗水量），先用武火煲至沸腾片刻，改用文火煲20～30分钟，加入猪肝，滚至猪肝熟，调入适量食盐和少许生油即可。此量可供1人用，猪肝可捞起拌入酱油佐餐用。

# 紫 苏 叶

**【别名】**　苏叶。

**【来源】**　本品为唇形科植物紫苏的干燥叶（或带嫩枝）。夏季枝叶茂盛时采收，除去杂质，晒干。

**【性味归经】**　性温，味辛，归肺、脾经。

**【功效主治】**　解表散寒，行气和胃。用于风寒感冒，咳嗽呕恶，妊娠呕

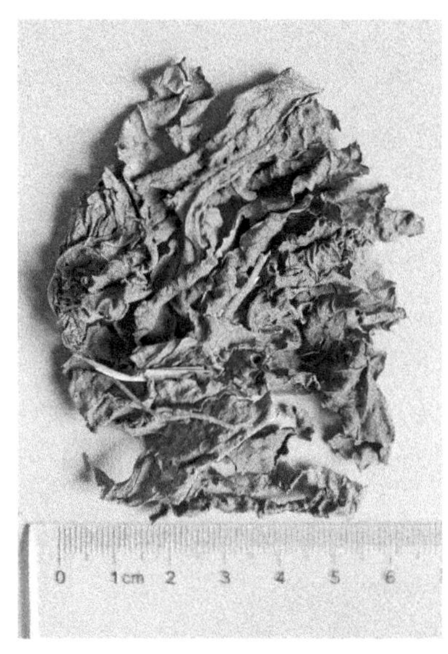

吐，鱼蟹中毒。

**【用法用量】** 内服，5～9克。

**【禁忌】** 气弱者慎服。

**【成分药理】** 皱紫苏全草含挥发油约0.5%，内含紫苏醛约55%，左旋柠檬烯20%～30%及α-蒎烯少量。尖紫苏全草含挥发油，内含异戊基-3-呋喃甲酮、紫苏醛、α-及β-蒎烯、d-柠檬烯、l-芳樟醇、莰烯、薄荷醇、薄荷酮、紫苏醇、二氢紫苏醇、丁香油酚。解热、抗菌、升高血糖，促进内源性凝血系统，促进肠蠕动。

**【药治】**

1. 治食蟹中毒　紫苏煮汁饮之（《金匮要略》）。

2. 冬苓苏贝汤　开宣肺气。治口渴快饮凉水卒音哑。苏叶三钱，麦冬二两，贝母三钱，茯苓五钱。水煎服（《辨证录》）。

3. 白金散　清肺下痰，止烦渴。治痰饮烦渴。桑白皮（炒）、紫苏叶（去梗）、桔梗各一两，甘草（炒）。为末。每服五钱，水煎去渣，不拘时服，温酒送下（《御药院方》）。

**【食养】**

1. 紫苏叶汤团　宽中理气，开胃利肺。可用于咳喘痰多、胸膈满闷、食欲不佳、消化不良、便秘等。脾胃虚弱泄泻者忌用。紫苏子90克，糯米粉300克，白糖，猪油。将紫苏子淘洗干净，沥干水，放入锅内炒熟，出锅晾凉研碎，放入猪油、白糖拌匀成馅。将糯米粉用沸水和匀，做成一个个粉团，包入馅即成生汤团，入沸水锅煮熟，出锅即成。

2. 紫苏梅子　顺气，清暑，健胃。可用于夏季气候炎热，胸闷不舒。青梅1 000克，白糖1 000克。将梅子洗净，用浓盐水浸泡去除涩味。3～5日后，梅子有三分软，去蒂，用原先浸泡的盐水将梅子洗净，捞出装入陶瓮中。将白糖分为十份，先加入一份白糖以及米酒一杯。采收新鲜紫苏叶五六片洗净晾干，等数日后梅汁淹过梅子，将紫苏叶均匀撒入。每隔1个月加糖一份，直至1 000克糖全部加完。碾碎小煮，放凉可当饮料，就是著名的紫苏梅茶。

3. 鲜紫苏叶滚鱼头　清暑健胃，去腥解毒。可用于暑季炎热，胃口不开。紫苏叶15克，大鱼头1个，生姜3片，生葱少许。紫苏叶洗净，切碎；鱼头开边、去鳃、洗净、盐拌腌，拍上干生粉，起油镬下姜，下鱼头稍煎，溅入少许绍酒。加入清水1 250毫升（五碗量），滚沸至刚熟，下紫苏叶、葱稍滚，下盐便可。

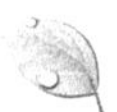

# 四、种子类

## 白　扁　豆

【别名】　峨眉豆、扁豆子、茶豆。

【来源】　秋、冬二季采收扁豆的成熟果实，晒干，取出种子，再晒干，除去杂质。用时捣碎。

【性味归经】　性微温，味甘，归脾、胃经。

【功效主治】　健脾化湿，和中消暑。用于脾胃虚弱，食欲不振，大便溏泻，白带过多，暑湿吐泻，胸闷腹胀。炒扁豆健脾化湿。用于脾虚泄泻，白带过多。

【用法用量】　内服，9～15克。

【禁忌】　扁豆含皂苷和血凝素可引致食物中毒，烹饪时一定要十分熟方可食用。腹胀、腹痛、手脚冰凉寒性体质的人不宜吃。《本草求真》记载白扁豆："多食壅滞，不可不知。"食用过多容易气滞，让人腹胀。

【成分药理】　种子含油0.62%，内有棕榈酸、亚油酸、反油酸、油酸、维生素$B_1$及维生素C、胡萝卜素等，具有抗菌、抗病毒作用，提高细胞免疫功能。另外，印度产扁豆所含的淀粉酶抑制物，在体内有降低血糖及血清胆甾醇的作用。

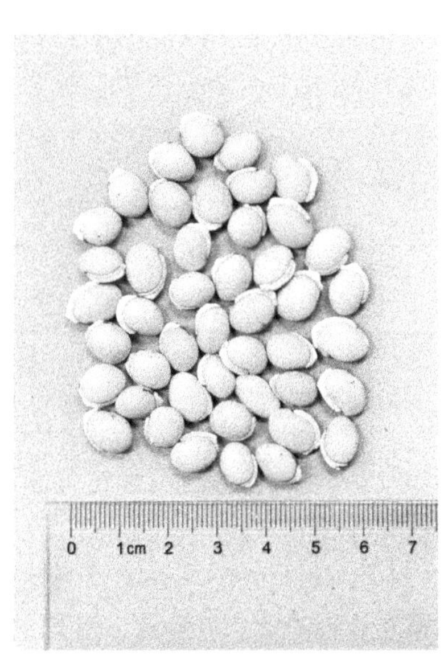

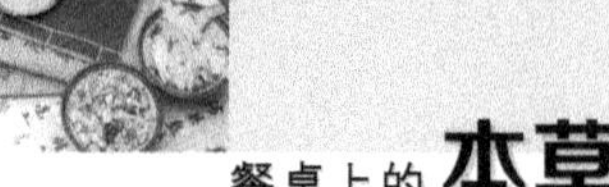

**【药治】**

1. 辟谷散　救荒辟谷。治肥人多食易饥。山药八两，莲肉（去心皮）八两，芡实（去壳）八两，白扁豆（去壳，炒）八两，绿豆（去壳，炒，末）八两，薏苡仁（去壳）十二两，小茴（炒）四两，白粳米（炒黄）二升。制法：上共磨为末，每用五钱，蒸糕食之亦妙（《寿世保元》）。

2. 缩脾饮　解伏热，除烦渴，消暑毒，止吐利。治霍乱之后服热药大多致烦躁者。缩砂仁、乌梅肉（净）、草果（煨，去皮）、甘草（炙），各四两。干葛、白扁豆（去皮，炒），各二两。每服四钱，水一大碗，煎八分，去滓，以水沉冷服以解烦，或欲热欲温，并任意服。代熟水饮之极妙（《太平惠民和剂局方》）。

3. 扁豆汤　健脾化湿。治心霍乱吐利。扁豆叶9克、香薷叶6克、木瓜1枚、干姜3克，四味，以水600毫升，煮取250毫升，绞去滓。分温三服（《外台秘要》）。

4. 小香薷汤　和中解暑。治伏暑吐逆。香薷二两，人参一两，白扁豆半两。为末。每服三钱匕，水煎温服，不拘时候（《圣济总录》）。

5. 蒺藜散　化湿消疮。治伤寒后脾胃热壅，唇口常有疮。蒺藜子（炒，去角）、白扁豆（炒）各一两。为末。每服一钱匕，茶点服，不拘时（《圣济总录》）。

**【食养】**

1. 扁豆芡实粥　益气补中，化湿运脾。可用于脾虚湿困所致食少纳呆，脘腹痞满，大便溏泻，舌淡苔腻等症。白扁豆20克，芡实20克，粳米50克。先将芡实煮熟，去壳，取仁捣碎，将扁豆用水浸泡12小时，淘净备用。再取粳米与处理后的芡实，扁豆一起放入砂锅中，加清水适量，熬煮至米烂汤稠即得。每日1剂，于空腹一次顿食，可长期食用。

2. 二豆粥　消暑清热，益气除湿。炒白扁豆50克，绿豆30克，粳米50克。制作时，先将扁豆、绿豆放入砂锅中，加清水适量，煎煮至二豆开花，再下粳米，煮至米烂汤稠即得。可用于预防暑湿伤中，或见烦热口渴，咽干口苦，脘痞纳呆，恶心欲吐，大便失调，小便短黄等症。建议每日1剂，可分餐饮粥，长期饮服为宜。

3. 扁豆香薷汤　解表祛暑，化湿和中。可用于夏月感冒风寒，内伤湿滞之证尤宜，如今之空调病。白扁豆30克，香薷15克。先将白扁豆洗净倒入砂锅，加清水适量,煎煮至扁豆熟烂,香薷用纱布袋装好再一起煎煮3～5分钟即可,弃药包备饮。但此汤为治疗性药膳,每日1剂,分2次饮服,连续饮服3～5剂为宜,不可久服。

# 白　果

**【别名】**　银杏、灵眼、公孙树子。

**【来源】**　秋季成熟时采收银杏的果实;除去杂质及硬壳,为白果仁,再用文火炒至香气,为炒白果。品质以江苏省泰兴市出产的为佳。选购时宜砸开查看果仁饱满、个大,黄色,如碴者质优,砸开后发现长绿霉者不用。

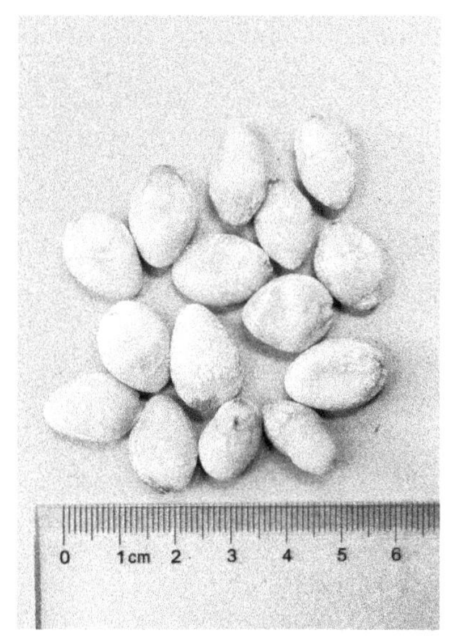

**【性味归经】**　性平,味甘、苦、涩,有毒,归肺、肾经。

**【功效主治】**　敛肺定喘,止带缩尿。用于痰多喘咳、带下白浊、遗尿尿频。

**【用法用量】**　内服,5～10克,生食有毒。

**【禁忌】**　不可过量久服,小儿更应注意。过量中毒,可有发热、吐泻、昏迷等症状。

**【成分药理】**　种子含少量氰苷、赤霉素和动力精样物质。含有钙、磷、铁、胡萝卜素、核黄素,以及多种氨基酸。具有抗菌、祛痰、松弛平滑肌;短暂降压,增加毛细血管的通透性;清除自由基等作用。

**【药治】**

1. 银杏膏　敛肺补肾。治久病体虚,咳痰稀薄。陈细茶(略焙为细末)四两,白果肉(一半去白膜,一半去红膜,擂烂)四两,核桃肉(擂)四两,蜜半斤。上药入锅内炼成膏,不拘时候服用(《寿世保元》)。

2. 易黄汤　利湿热,补肾虚,止带下。治妇人黄带。黄柏、芡实、山药、车前子、银杏(《傅青主女科》)。

3. 压掌散　补虚,散寒,平喘。治哮喘痰嗽,体虚外感。麻黄4.5克,甘草

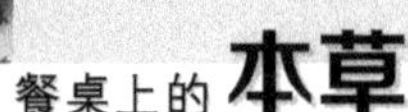

6克（炙），银杏4～5个。上药用水220毫升，煎至150毫升，临卧时温服（《摄生众妙方》）。

**【食养】**

1. 白果粥　利湿止带。可用于妇女白带量多，体质虚弱等。白果、莲肉、江米各五钱，为末，用乌骨鸡一只，去肠盛药煮烂，空心食之（《濒湖集简方》）。

2. 椒盐白果　敛肺定喘，止带缩尿。可用于老年咳嗽尿频，妇女带下，小儿遗尿等。取带壳白果和椒盐一起在锅内炒炸至熟，去壳食用。即炒即吃，趁热食之可口清香，冷食则干苦无味。

3. 白果炖猪小肚　补肾缩尿。可用于小儿遗尿。白果10～20克，猪小肚1只。先将猪小肚切开洗净，将白果放入猪小肚内，入锅炖熟即可。每周吃2次，连吃2周。

4. 白果蛋　止带缩尿。可用于遗精，遗尿，妇女体虚白带。生白果仁2枚，鸡蛋1个。将鸡蛋磕破一小孔，将生白果仁研碎后塞入，蛋糕纸封口，竖放入碟，隔水蒸熟。蒸蛋器蒸煮更便捷。

# 赤 小 豆

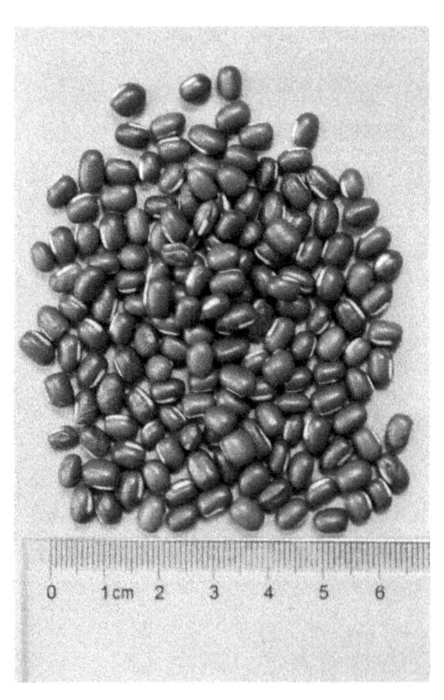


**【别名】**　赤豆、红小豆。

**【来源】**　本品为豆科植物赤小豆或赤豆的干燥成熟种子。

**【性味归经】**　性平，味甘、酸，归心、小肠经。

**【功效主治】**　利水消肿，解毒排脓。用于水肿胀满，脚气肢肿，黄疸尿赤，风湿热痹，痈肿疮毒，肠痈腹痛。

**【用法用量】**　内服，9～30克。外用适量，研末调敷。

**【禁忌】**　阴虚而无湿热者慎服。

**【成分药理】**　每100克含蛋白质20.7克、脂肪0.5克、碳水化合物58克、粗纤维

4.9克、灰分3.3克、钙67毫克、磷305毫克、铁5.2毫克、硫胺素0.31毫克、核黄素0.11毫克、尼克酸2.7毫克。具抑菌、利尿作用。

**【药治】**

1. 小豆当归散　活血消肿。治便后有血。赤小豆（熬）三升，当归三两。为细末。每服方寸匕，日三次（《备急千金要方》）。

2. 三豆饮子　解毒排脓。治天行痘疮。刚觉有此证，预服则不发。赤小豆、黑豆、绿豆各一升，甘草半两。洗净豆，入甘草，以水煮熟。食豆饮汁，每日空腹任意服之，连服七日。疮自不发矣（《三因极一病证方论》）。

3. 赤小豆汤　解毒排脓。治伤寒后脚膝肿满，气急，大便秘涩。赤小豆半合，桑根白皮半两，紫苏茎叶一两，槟榔半两。后三味为末，上药相合，入生姜一分，水煎分二服，食前温服（《圣济总录》）。

4. 水陆二仙膏　解毒排脓。治重证大头瘟，头面焮肿，破流秽水，状如烂瓜。鲜荷叶（捣烂）二至三张，鲜菊叶（捣）一握，赤小豆（研细面）一两。蜜和调涂局部（《医方经验汇编》）。

5. 麻黄连轺赤小豆汤　清热，利湿，活血。治伤寒瘀热在里，身必黄。麻黄二两（去节），连轺二两，赤小豆一升，杏仁四十个（去皮、尖），大枣十二枚（擘），生梓白皮（切）一升，生姜二两（切），甘草二两（炙）。上八味，以水一斗，先煮麻黄再沸，去上沫，纳诸药，煮取三升，去滓，分温三服，半日服尽（《伤寒论》）。

**【食养】**

1. 赤小豆粥　利水渗湿，可用于体型肥胖，面色虚浮不实者。赤小豆150克，糯米150克，赤砂糖10克。每次取赤小豆50克，温水浸泡2～3小时，然后放水50毫升左右，先煮赤小豆，将烂时，选用粳米50克（淘净），放入赤小豆汤内，共煮为稀粥，早晚温热顿服。

2. 赤小豆鲤鱼汤　健脾行水，健脾益肾，利尿消肿。可用于水肿，经前水肿，肾炎水肿，孕妇水肿，乳汁不足等症。赤小豆100克，鲤鱼250克，蒜头、陈皮、姜片、盐少许，赤小豆、鲤鱼洗净，同放瓷罐内，加水500毫升，武火隔水炖烂。每日1剂，7日为1个疗程。

3. 茯苓赤小豆粥　除湿健脾，利水消肿。可用于肝硬化腹水患者。茯苓15克，赤小豆50克，大米100克。把茯苓打成细粉，赤小豆洗净，去杂质，用水

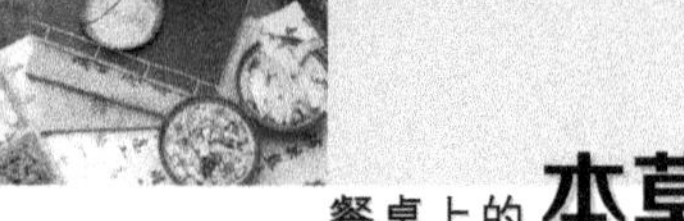

浸泡2小时。大米淘洗干净,放入锅内,注入清水800毫升,用武火烧沸,再用文火炖煮40分钟后,加入茯苓粉,再煮10分钟即成。每日1次,每次吃粥100克。

4. 赤小豆乌梅饮　清热利湿。可用于早泄,属肝经湿热型,伴口苦胁痛、小便黄赤、阴囊湿痒者。赤小豆20克,竹叶10克,乌梅10克。赤小豆、竹叶洗净,置锅中,加乌梅、清水500毫升,急火煮3分钟,改文火煮30分钟,滤渣取汁,分次饮用。

5. 鱼腥草栀子赤小豆汤　清热,解毒,排脓。可用于急性鼻窦炎肝经郁热型:鼻涕稠黄而臭,鼻腔黏膜红肿较甚,口苦咽干,目眩,耳鸣,耳聋,寐少梦多,舌质红,苔黄,脉弦数。鱼腥草30克,栀子10克,赤小豆50克。水煎,加适量红糖,吃豆饮汤。

# 淡 豆 豉

【别名】　豆豉、杜豆豉。

【来源】　本品为豆科植物大豆的成熟种子的发酵加工品方法。炮制时取桑叶、青蒿,置锅内加水煎汤,过滤,取药汤与洗净的黑豆拌匀,汤吸尽后置笼内蒸透,取出,略晾,再置容器内上盖煎过的桑叶、青蒿渣,闷至发酵生黄衣为度,取出,晒干即得。每黑豆50千克,用桑叶2千克,青蒿3.5千克。

【性味归经】　性凉,味苦、辛,归肺、胃经。

【功效主治】　解表,除烦,宣发郁热。用于感冒、寒热头痛,烦躁胸闷,虚烦不眠。

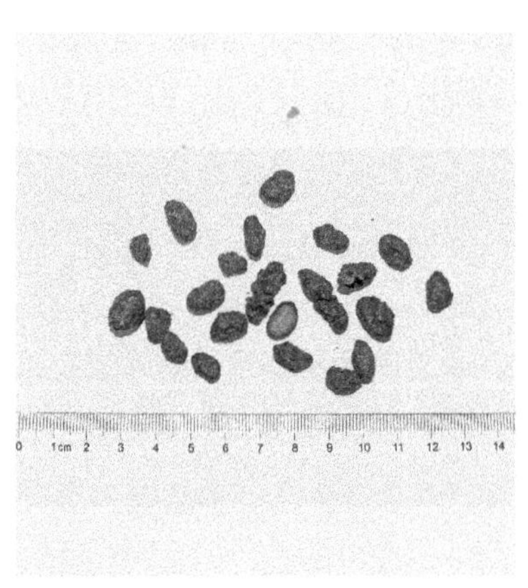

【用法用量】　内服,6～12克。

【禁忌】　《本草经疏》:"凡伤寒传入阴经与夫直中三阴者,皆不宜用。"

【成分药理】　种子含蛋白质、脂肪、胆碱、黄嘌呤、次黄嘌呤、胡萝卜素、维生素$B_1$、维生素$B_2$、烟酸、天冬酰胺、甘氨酸、苯丙氨酸、亮氨酸、异亮氨酸等。

【药治】

1. 栀子豉汤　除烦解热。治发汗吐下

后，虚烦不得眠，心中懊恼。栀子十四个（擘），香豉四合（绵裹）。上二味，以水四升，先煎栀子，得二升半，纳豉，煮取一升半，去滓。分为二服，温进一服，得吐者止后服（《伤寒论》）。

2. 黄连黄芩汤　除烦解热。治阳明温病，干呕、口苦而渴者。黄连、黄芩、豆豉各二钱，郁金一钱五分。水煎服（《温病条辨》）。

3. 乌犀丸　宣郁解毒。治肠毒下血不止。淡豆豉、大蒜（去皮苗）等分，捣匀和丸如梧子大，每服三四十丸，以盐汤送下。久患血痢亦宜服（《博济方》）。

4. 黄连饮　解热除烦。治小儿心肺热吐血。黄连（去须）一两，豆豉二百粒。将黄连锉末。每服半钱匕，与豉二十粒，水煎温服。每日3次，量儿大小加减（《圣济总录》）。

5. 橘姜丸　清解鱼毒。治食鱼中毒。陈皮（去白焙）、生姜（去皮捣）、豆豉各等分。为细末，丸如梧桐子大，每服二十丸，清茶送下（《圣济总录》）。

【食养】

1. 豆豉煎　除烦散热，解郁消胀。治断奶乳胀：豆豉半斤，水煎，服一小碗，余下洗乳房（《中草药新医疗法处方集》）。

2. 香豉酒　解郁除烦。治脚气冲心。豆豉一升。以酒三升，浸三日，饮酒不拘多少（《圣济总录》）。


# 刀　豆


【别名】　挟剑豆、葛豆、刀豆子、大刀豆。

【来源】　本品为豆科植物刀豆的干燥成熟种子、果壳及根。秋季采收成熟果实，剥取种子，晒干。

【性味归经】　性温，味甘，归胃、肾经。

【功效主治】　温中，下气，止呃。用于虚寒呃逆，呕吐。

【用法用量】　内服，4.5～9克。

【禁忌】　胃热盛者慎服（《四川中药志》）。

【成分药理】　本品主要含凝集素、氨丙基、氨丁基刀豆四胺、刀豆球蛋白A、刀豆氨酸、羽扇豆醇、没食子酸等成分，具有脂氧酶激活作用，其有效成分

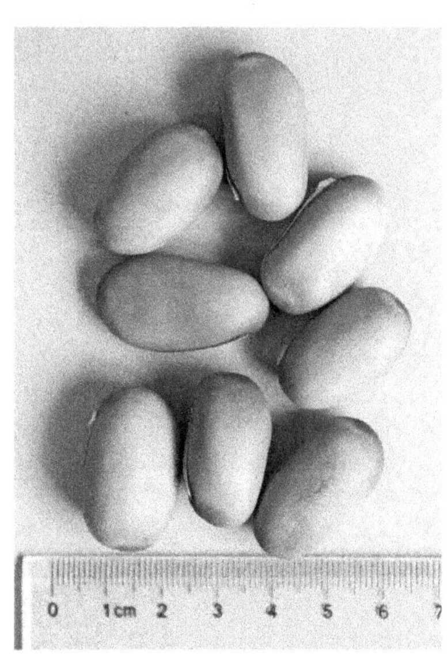

是刀豆毒素。伴刀豆球蛋白（ConA）是一种植物血凝素，具有强力的促有丝分裂作用，有较好的促淋巴细胞转化反应的作用。

## 【药治】

1. *刀豆散*　温中下气。治气滞呃逆，膈闷不舒。刀豆取老而绽者，每服二三钱，开水下（《医级》）。

2. *刀豆子*　温中下气。治冷呃，刀豆子，炙存性，酒服3克（《兰台轨范》）。

3. *老刀豆末*　温中驱寒。治鼻窦炎，老刀豆焙干研末。每次6克，早晚各1次，黄酒冲服（《安徽中草药》）。

## 【食养】

1. 酱香刀豆　温中下气。可用于脾胃虚寒胀满之人。刀豆、葱、蒜、甜面酱、豆瓣酱、辣椒油、花椒油、生抽、糖、盐。刀豆洗净掐去两头，中间切开分成两段，炒锅烧热放油，放入刀豆转小火煸炒变色，表皮起皱断生，转中火，加少量水烧开，翻炒刀豆变软熟透出锅摆盘，炒锅烧热放油转小火，放葱末，蒜末炒香，放少许甜面酱，少许豆瓣酱，辣椒油，花椒油，生抽，糖，适量盐，加少量水，中火收汁，浇在刀豆上即可。

2. 腌刀豆　温中理气。可用于虚寒腹胀，胃口不开的人群，但不可过量食用。先将刀豆用清水洗净，然后切成条状。往刀豆条中放入适量的盐、辣椒，用容器装好，倒入一定量的生抽，将刀豆放置5～7日，待酱料足够入味，即可食用。

# 榧　子

【别名】　香榧、榧树、玉榧、柀子。

【来源】　本品为红豆杉科植物榧的干燥成熟种子。秋季种子成熟时采收，除去肉质假种皮，洗净，晒干。挑选方法，一挑个头。大颗果实生长周期长，富含更多的营养成分。二挑饱满。饱满的果实是自然成熟的，口感细嫩、香味更佳。三挑均匀。果实的颜色自然、大小均匀。四挑外壳。壳薄而脆，也特别好剥。

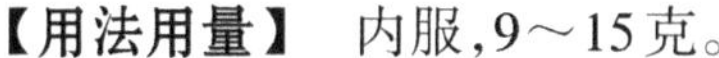

【性味归经】　性平，味甘，归肺、胃、大肠经。

【功效主治】　杀虫消积，润燥通便。用于钩虫、蛔虫、绦虫病，虫积腹痛，小儿疳积，大便秘结。

【用法用量】　内服，9～15克。

【禁忌】　多食滑肠、助火，热嗽非宜。

【成分药理】　种子含54.3%的脂肪油，其不饱和脂肪酸含量高达74.9%，对于钩虫有抑制、杀灭作用。

【药治】

1. 榧子煎　杀虫消积。治寸白虫。榧子四十九枚。用砂糖水煮熟，每日七枚，空腹服（《景岳全书》）。

2. 贝母煎　润燥通便。治肛漏积年不瘥者。贝母、知母、榧子仁各等分。为末，醋煮面糊，和丸如梧子大。每服十五至二十丸，空腹艾汤下（《鸡峰普济方》）。

【食养】

炒槟榔榧子　杀虫消积。可用于钩虫、蛔虫、绦虫、蛲虫等多种虫症。同时服用槟榔、榧子适量。以大便一日2次为度。

# 覆　盆　子

【别名】　覆盆、小托盘。

【来源】　本品为蔷薇科悬钩子属植物华东覆盆子的干燥果实。夏初果实由绿变绿黄时采收，除去梗、叶，置沸水中略烫或略蒸，取出，干燥。主产于浙江、福建、湖北等地。挑选时一尝，以带有酸味的为宜；二看，表面是否有毛绒，颗粒够不够饱满，有没有被虫咬食过的痕迹，以表皮光滑呈红色为佳。

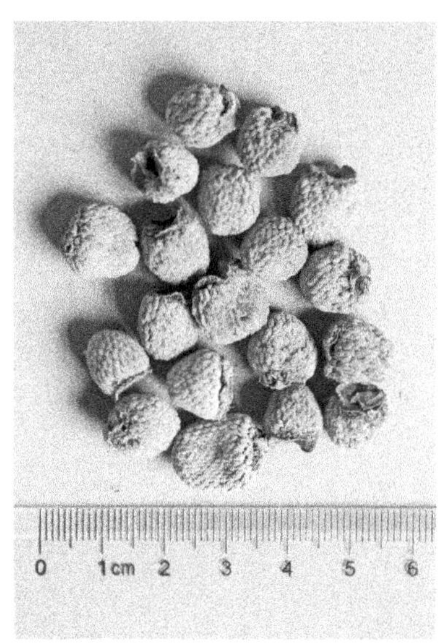

【性味归经】　性温，味甘、酸，归肾、膀胱经。

【功效主治】　益肾，固精，缩尿。用于肾虚遗尿，小便频数，阳痿早泄，遗精滑精。

【用法用量】　内服，6～12克。

【禁忌】　肾虚有火，小便短涩者慎服。

【成分药理】　覆盆子含有机酸、糖类及少量维生素C、并没食子酸、β-谷甾醇、覆盆子酸。覆盆子似有雌激素样作用；对葡萄球菌、霍乱弧菌有抑制作用。

【药治】

1. 五子衍宗丸　盖精补髓，疏利肾气，不问下焦虚实寒热，服之自能平秘。枸杞子八两，菟丝子八两（酒蒸，捣饼），五味子二两（研碎），覆盆子四两（酒洗，去目），车前子二两（扬净），上药，俱择精新者，焙晒干，共为细末，炼蜜丸，梧桐子大。每服，空心九十丸，上床时五十丸，百沸汤或盐汤送下，冬月用温酒送下（《摄生众妙方》）。

2. 覆盆子丸　壮筋益骨，明目，黑须发。治腰酸腿软，不孕不育，视物模糊等。覆盆子（去萼）一两，远志（去心）一两，杜仲（去皮，炒去丝）一两，柏子仁（炒香，另捣之）二两，枸杞子（焙干）二两，地肤子（微焙香）一两，胡桃仁（去皮，另研）二两。上为细末，将山药末同白面酒糊为丸，如梧桐子大。每服40～50丸，空心温酒送下（《御药院方》）。

3. 酸枣仁丸　益肾固精。治消渴，口舌干燥。酸枣仁90克，酸安石榴子（干子）30克，葛根、覆盆子各45克，乌梅50枚，麦冬60克，茯苓、天花粉各50克，桂心18克，石蜜68克。上十味，为末，蜜丸如酸枣大。频频含化，不限昼夜，以口中生津液为度（《圣济总录》）。

【食养】

1. 覆盆白果煲猪肚　补肾缩尿。可用于小儿夜间尿多、遗尿。猪肚150克，覆盆子10克，鲜白果100克，花椒、盐一些。猪肚洗净后切小块，覆盆子、白果洗净沥干，白果炒熟去壳；将覆盆子、猪肚、白果一起放入砂锅里，倒入约500毫升的清水，旺火煮沸，文火煲至猪肚烂熟，然后加盐调味即可。

2. *覆盆子龙骨汤*　补肝益肾,滋阴助阳,填补精髓。可用于阳痿、遗精、尿频、遗溺、虚劳等症。龙骨200克,玉米1个,覆盆子10克,盐适量,姜1片。将龙骨洗净,斩块,焯水,玉米洗净切段,将姜片及上述材料放入盅内,置蒸锅中用中火蒸2小时,最后放入盐即食。

3. *女贞覆盆子酒*　补肾益精。可用于女性阴道干涩性冷淡。女贞子150克,覆盆子15克,桑椹150克,枸杞子150克,西洋参150克,冰糖150克,米酒1 500克。先将上述各药冲洗干净,备用,找一个广口瓶,将米酒倒入,放入药材密封浸泡3周,将浸泡后的药酒,过滤一下装在瓶子里放冰箱,每晚服用一小杯。

4. *三子核桃肉益发汤*　补肾养发。可用于腰酸乏力,头发早白。猪肉(瘦)、女贞子、菟丝子、覆盆子(干)、核桃以及姜、盐适量。做法:首先将女贞子、覆盆子、菟丝子分别洗净,核桃去壳略捣碎,瘦肉洗净原件下锅,然后将全部材料共置瓦煲,加水八碗,煲至出味,加姜、盐调味,去渣,即可饮用。

5. *盆子益肾明目酒*　益肝补肾,聪耳明目。可用于肝肾虚亏、耳聋目暗、腰酸腿困、神疲力衰、面容憔悴等症。覆盆子50克,巴戟天、肉苁蓉、远志、川牛膝、五味子、川续断各35克,山茱萸30克,50度白酒1 000毫升。将前8味捣为粗末,入布袋,置容器中,加入白酒,密封,浸泡7日后开封,加入冷开水1 000毫升,混匀,即可。口服。每次空腹温服10～15毫升,每日早晚各服1次。

# 火　麻　仁

【**别名**】　大麻仁、火麻、线麻子。

【**来源**】　本品为桑科植物大麻的干燥成熟果实。秋季果实成熟时采收,除去杂质,晒干。

【**性味归经**】　性平,味甘,归脾、胃、大肠经。

【**功效主治**】　润肠通便。用于血虚津亏,肠燥便秘。

【**用法用量**】　内服,9～15克。

【**禁忌**】　如服用炒火麻仁60～120克,大多在服用后1～2小时内发病,中毒症状为恶心呕吐,腹泻,四肢发麻,精神错乱,瞳孔散大等。

【**成分药理**】　种子含胡芦巴碱,L-右旋异亮氨酸三甲铵乙内酯。含脂肪

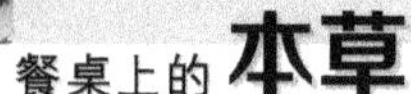

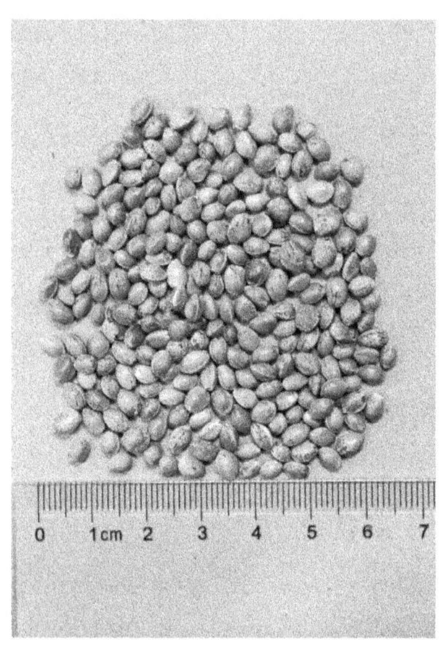

油约30%，其中亚油酸59.7%～62.9%，亚麻酸14.7%～17.4%，油酸8.4%～14.8%，还含玉蜀黍嘌呤。有降压、导泻的作用。

## 【药治】

1. 麻子仁丸　润肠泻热，行气通便。治伤寒趺阳脉浮而涩，浮则胃气强，涩则小便数，浮涩相搏，大便则硬，其脾为约。麻子仁二升，芍药半斤，枳实半斤（炙），大黄一斤（去皮），厚朴一尺（炙，去皮），杏仁一升（去皮，炙、熬，别作脂）。上六味，蜜和丸，如梧桐子大。饮服十丸，日三服，渐加，以知为度（《伤寒论》）。

2. 黄芪汤　补气，润肠，通便。治老人大便秘涩。黄芪、陈皮（去白）各半两。为细末，每服三钱，用大麻仁一合，烂研，以水取浆一盏，于银、石器内煎，候有乳起，即入白蜜一大匙，再煎令沸，调药末，空腹服。常服即无秘涩之患（《太平惠民和剂局方》）。

3. 麻仁汤　行气，润肠，通便。治脚气冲心，上气，大小便不利，小腹急痛。大麻仁（微炒）、赤小豆各一斤。水煎，分温三服，隔二日更一剂（《圣济总录》）。

## 【食养】

1. 火麻仁酒　补脾利湿。可用于脚气病而有腹部胀闷，麻痹者。火麻仁150克，研为细末。用米酒500克浸泡，酌量服（《外台秘要》）。

2. 麻子苏子粥　润肠通便。可用于产后郁冒多汗，便秘。紫苏子、大麻仁各半合，净洗，研极细，用水再研，取汁一盏，分二次煮粥喂之。此粥不唯产后可服，大抵老人、诸虚人风秘，皆得力（《普济本事方》）。

# 黑 芝 麻

【别名】　胡麻、油麻、巨胜、脂麻。

【来源】　本品为脂麻科（胡麻科）脂麻属植物脂麻的干燥成熟种子。秋季果实成熟时采割植株，晒干，打下种子，除去杂质，再晒干。

【性味归经】　性平，味甘，归肝、肾、大肠经。

【功效主治】　补肝肾，益精血，润肠燥。用于头晕眼花，耳鸣耳聋，白发脱发，肠燥便秘。

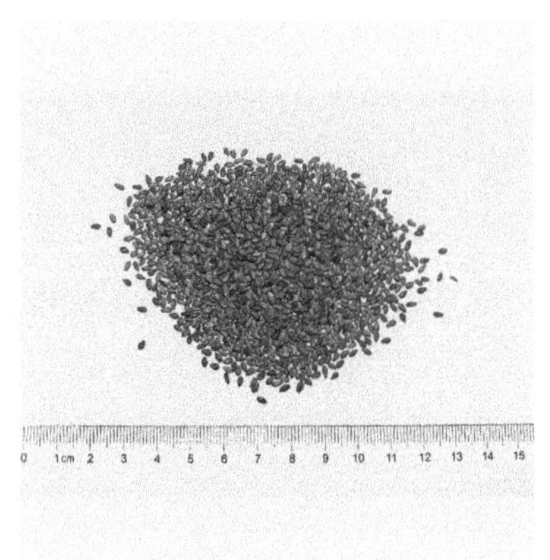

【用法用量】　内服，9～15克。

【禁忌】　脾虚泄泻者慎用。

【成分药理】　黑芝麻种子含脂肪油可达55%，油中含油酸（约48%）、亚油酸（约37%）、棕榈酸、硬脂酸、花生油酸、廿四烷酸的甘油酯，并含芝麻素、芝麻林素、芝麻酚、维生素E、植物甾醇、卵磷脂等成分，尚含胡麻苷、蛋白质及寡糖类、车前糖、芝麻糖，以及少量磷、钾及细胞色素C、叶酸、烟酸、蔗糖、戊聚糖和多量的钙等。有降血糖、促肾上腺、抗炎、致泻作用。

【药治】

1. 扶桑丸　除风湿，润脏腑。治体力羸弱，久咳眼花，肌肤甲错，风湿麻痹。桑叶（为末）、白蜜各一斤，黑芝麻四两（一方桑叶、芝麻各等分）。将芝麻捣碎熬浓汁，和蜜炼，入桑叶末为丸。晨起盐汤送下，夜晚酒送下（《医方集解》）。

2. 四灵丸　滋阴补肾。治肾虚。黑芝麻、干地黄（焙）、麦冬（去心焙）各一两，白茯苓（去黑皮）三两。为细末，以蜜丸如梧桐子大。每服三十丸，煎大枣汤或开水送下，服百日为期（《圣济总录》）。

【食养】

1. 芝麻蜜糕　健胃保肝。用于食欲减退、营养不良者。黑芝麻100克，蜂蜜150克，玉米粉200克，白面500克，鸡蛋2个，发酵粉1.5克。先将黑芝麻炒香研碎，和入玉米粉、蜂蜜、面粉、蛋液、发酵粉，加水和成面团，以35℃保温发酵1.5～2小时，上屉蒸20分钟即熟。

2. 芝麻核桃粥　滋补肝肾。可用于老年记忆力减退，继发性脑萎缩，阿尔茨海默病等。黑芝麻50克，核桃仁100克，一齐捣碎，加适量大米和水煮成粥。

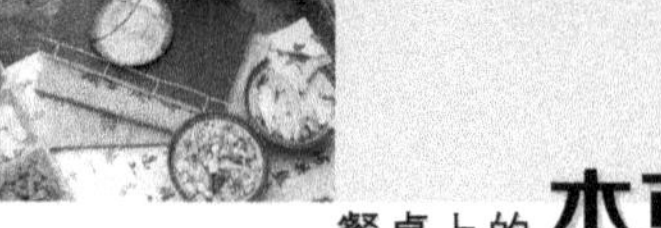

3. 芝麻木耳茶　凉血止血。可用于血热便血、痢疾下血。生黑木耳、炒焦黑木耳各30克，炒香黑芝麻15克，共研末，装瓶备用。每次取5克，沸水冲，代茶饮。

4. 芝麻五味葛根露　补肾养心，凉血止血，润燥生津。用于血热、津枯、便秘的动脉硬化患者。葛根250克，五味子125克，共入锅内水煎2次，去渣合汁，同炒香的黑芝麻、蜂蜜各250克，共置瓷盆内，加盖，隔水蒸2小时，离火，冷却，装瓶。每日3次，每次服1匙。

# 决 明 子

【别名】　马蹄决明、钝叶决明、假绿豆、草决明。

【来源】　本品为豆科植物决明或小决明的干燥成熟种子。秋季采收成熟果实，晒干，打下种子，除去杂质。决明子以颗粒均匀、饱满、黄褐色者为佳，炒时香气溢出即可，不要炒煳，以免影响疗效。

【性味归经】　性微寒，味甘、苦、咸，归肝、大肠经。

【功效主治】　清热明目，润肠通便。用于目赤涩痛，羞明多泪，头痛眩晕，目暗不明，大便秘结。

【用法用量】　内服，9～15克。

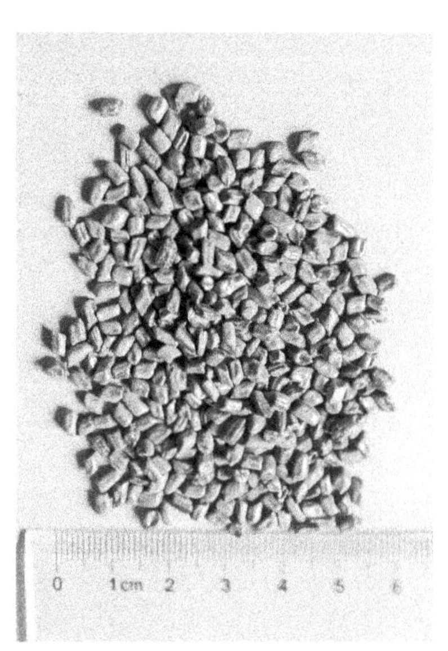

【禁忌】　泄泻和血压低者慎用。

【成分药理】　新鲜种子含大黄酚、大黄素、芦荟大黄素、大黄酸、大黄素葡萄糖苷、大黄素蒽酮、大黄素甲醚、决明素、橙黄决明素，以及新月孢子菌玫瑰色素、决明松、决明内酯。内含维生素A。有降压、降脂、保肝、抗菌、缓泻的作用。

【药治】

1. 决明子散　清肝明目。治视物模糊，眼睛干涩。决明子一升，蔓荆子一升（用好酒五升，煮酒尽，曝干）。上药，捣细罗为散。每服，以温水调下二钱，食后及临卧服(《太平圣惠方》)。

2. 秘金散　清肝明目。治小儿久患疳证,眼目羞明,生翳,大人翳膜遮障。黄连、沙参、玄精石、决明子各一两。为细末,另取羊肝一枚,剖一缝,纳药末半钱于内,以线系定,米泔水煮熟。每个分作三服,淡吃下(《博济方》)。

3. 密蒙花散　清肝明目。治小儿痘疹入眼,及无辜气入眼。密蒙花一钱半,青葙子、决明子、车前子各半钱。为细末,和匀,用羊肝一大片,切破纳药,以湿纸裹煨令熟,空腹晨服,量力食之(《太平圣惠方》)。

4. 地肤子丸　清热,利湿,明目。治雀目,地肤子五两,决明子一升。为细末,以米饮和丸。每用二十至三十丸,食后以米饮送服(《外台秘要》)。

**【食养】**

1. 杞菊决明子茶　清肝泻火,养阴明目,降压调脂。可用于肝火阳亢型脑卒中后遗症,症见肢体麻木瘫痪,头晕目眩,头重脚轻,面部烘热,烦躁易怒,血压增高,舌质偏红,苔黄,脉弦。枸杞子10克,菊花3克,决明子20克。将枸杞子、菊花、决明子同时放入较大的有盖杯中,用沸水冲泡,加盖,闷15分钟后可开始饮用。一般可冲泡3～5次。

2. 菊楂决明茶　清肝泻火,养阴明目。可用于更年期综合征的肝肾阴虚、肝阳上亢的患者,凡具有头晕、头痛者,烦躁易怒,或高血压所致头晕目眩,失眠多梦者。菊花10克,生山楂片10克,决明子5克,方糖25克。将菊花、山楂片、决明子、方糖放入保温杯中,以开水冲泡、盖紧浸泡0.5小时,频频饮用,每日数次。

3. 决明子绿茶　清热平肝,降脂降压,润肠通便,明目益睛。可用于高血压、高脂血症、大便秘结、视物模糊等。决明子、绿茶各5克。将决明子用小火炒至香气溢出时取出,候凉。将炒好的决明子、绿茶同放杯中,中入沸水,浸泡3～5分钟后即可饮服。随饮随续水,直到味淡为止。

# 莱　菔　子

**【别名】**　萝卜子。

**【来源】**　本品为十字花科植物萝卜的干燥成熟种子。夏季果实成熟时采割植株,晒干,搓出种子,除去杂质,再晒干。

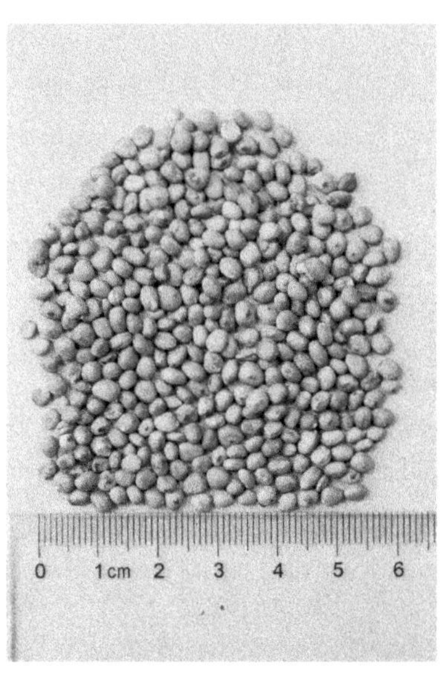

【性味归经】　性平，味辛、甘，归肺、脾、胃经。

【功效主治】　消食除胀，降气化痰。用于饮食停滞，脘腹胀痛，大便秘结，积滞泻痢，痰壅喘咳。

【用法用量】　内服，4.5～9克。

【禁忌】　气虚者慎服。

【成分药理】　种子含脂肪油、挥发油。挥发油内有甲硫醇等。脂肪油中含多量芥酸、亚油酸、亚麻酸以及芥子酸甘油酯等。尚含有抗菌物质称莱菔素，有抗菌作用。

【药治】

1. 三子养亲汤　降气消食，温化痰饮。治咳嗽喘逆，痰多胸痞，食少难消，舌苔白腻，脉滑者。紫苏子，白芥子，莱菔子。各洗净微炒，每服不过三钱，绢裹，水微煎，代茶饮。气喘咳嗽以紫苏子为主，痰多以白芥子为主，食痞兼痰以莱菔子为主（《韩氏医通》）。

2. 枳实散　降气消食。治食积腹胀，按之实痛，或一条杠起，或见垒垒小块，或痛而欲利，利后稍减。枳实，莱菔子，麦芽，山楂肉。为细末服下（《症因脉治》）。

3. 保和丸　消食，导滞，和胃。治食积停滞，脘腹胀满，嗳腐吞酸，不欲饮食。山楂六两，神曲二两，半夏、茯苓各三两，陈皮、连翘、莱菔子各一两。上为末，炊饼为丸，如梧桐子大，每服七八十丸，食远白汤下（《丹溪心法》）。

【食养】

1. 三味化湿饮　理气健脾，祛湿化痰。可用于治疗痰湿。莱菔子、陈皮、生姜各5克。沸水加盖浸泡10分钟。

2. 莱菔子顺气方　健脾理气。可用于脾虚气滞腹胀之人。莱菔子15克，炒麦芽15克，神曲10克。煎水服用。每日1剂。

# 莲　子

【别名】　藕实、莲实、泽芝、莲蓬子。

【来源】　为睡莲科莲属植物莲的成熟种子。秋季果实成熟时采割莲房，取出果实，除去果皮，干燥。呈半椭圆形，中心有凹槽。外表红棕色或棕黄色，肉白色，无臭，味甘，微涩。莲子在我国大部分地区均有出产，以江西赣州、福建建宁产者为佳。每年从大暑开始到立冬为止，莲子陆续成熟，大暑前后采收的称为伏莲，也称夏莲，其养分足、颗粒饱满肉厚质佳；立秋以后采收的为秋莲，颗粒细长膨胀性略差。以粒大、饱满、色白、不破碎、干燥洁净者为佳。

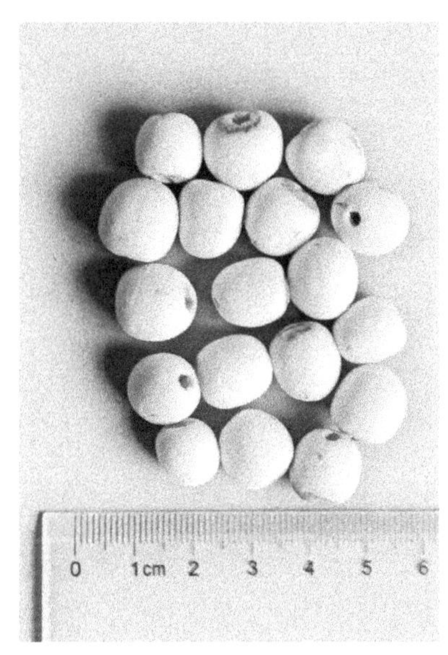

【性味归经】　性平，味甘、涩，归脾、肾、心经。

【功效主治】　补脾止泻，益肾涩精，养心安神。用于脾虚久泻、遗精带下、心悸失眠。

【用法用量】　内服，6～15克。

【禁忌】　中满痞胀、大便秘结者慎服。

【成分药理】　莲子中所含的化学成分主要包括生物碱、黄酮、有机酸、甾醇、挥发油及各种微量元素。含有丰富的蛋白质、脂肪和碳水化合物以及丰富的钙、磷、铁等矿物质。所含氧化黄心树宁碱对鼻咽癌有抑制作用；莲子中的非结晶形生物碱N-9有降压作用；莲子多酚能较好地清除氧自由基。莲子碱有平抑性欲的作用，对于青年人多梦、遗精频繁或滑精者，服食莲子有良好的止遗涩精作用。

【药治】

1. 莲子百合麦冬汤　清心宁神。治病后余热未尽，心阴不足，出现心烦口干、心悸不眠等。莲子15克（带心），百合30克，麦冬12克，加水煎服（《中老年保健》2013年第7期）。

2. 补脾益胃散　滋养补益，健运脾胃。治脾虚少食，腹泻，小儿疳积消瘦；肺结核患者肺脾两虚，咳嗽少气等。莲子肉、芡实、扁豆、薏苡仁、山药、白术、茯苓各120克，党参60克，共炒研末。临用时可加适量白糖。每次用15～30克，以温开水冲调服（《方脉正宗》）。

**【食养】**

1. 莲肉糕　补益脾胃。可用于脾胃虚弱、饮食不化、大便稀溏等。莲子肉、糯米或大米各200克，炒香；茯苓100克，去皮。共研为细末，白糖适量，一同拌匀，加水使之成泥状，蒸熟，待冷后压平切块即成（《士材三书》）。

2. 莲子红枣桂圆羹　补益心脾。可用于心脾两虚之神疲乏力、心悸怔忡、头晕失眠等症。还可作为妇女日常保健食品。取莲子30克，红枣、桂圆肉各20克，冰糖适量。莲子去心，红枣核，一同放入砂锅内，加清水文火炖至莲子酥烂，下冰糖调味即可。

3. 莲子酒　补脾止泻，益肾涩精。可用于心悸、失眠、脾虚泄泻、肾虚遗精、腰痛、带下等。取莲子100克，白酒1 000毫升。将莲子去心洗净，置容器中，加入白酒，密封，每日振摇1次，浸泡15日即可饮用。

4. 莲子苡芡猪肚汤　补益脾胃。可用于虚损体伤、脾胃虚弱之人。孕妇慎用。取莲子、薏苡仁、芡实各15克，猪肚150克，瘦猪肉50克，生姜片3片。先将猪肚洗净，切成条状，瘦猪肉洗净切成中块，其他三味用热水浸透。将所有用料置于炖锅，加入800毫升沸水，炖锅加盖，隔水炖之。水烧开后，用小火炖2.5～3小时，加入盐、味精调味，喝汤吃肉。

# 麦　芽

**【别名】**　麦蘖、大麦毛、大麦芽。

**【来源】**　为禾本科大麦属植物大麦的发芽颖果。成熟大麦果实经发芽干燥而成。水浸透大麦，捞出置筐内，盖蒲包，常洒水，待芽长达3～5毫米时，取出晒干即成。全国各地均产。胚乳大，乳白色，粉质。以色黄粒大、饱满、芽完整者为佳。

**【性味归经】**　性平，味微甘，归脾、胃、肝经。

**【功效主治】**　行气消食，健脾开胃，退乳消胀。用于食积不消、脘腹胀痛、脾虚食少、乳汁郁积、乳房胀痛、妇女断乳。生麦芽，健脾和胃，疏肝行气。用于脾虚食少，乳汁郁积。炒麦芽，行气消食、回乳，用于食积不消、妇女断乳。焦麦芽，消食化滞，用于食积不消、脘腹胀痛。

【用法用量】　内服，10～15克；回乳炒用60克。

【禁忌】　孕妇、无积滞者慎服，妇女哺乳期禁用。

【成分药理】　麦芽中含淀粉酶、转化糖酶、维生素B、脂肪、磷脂、糊精、麦芽糖、葡萄糖等。具有助消化、降血糖、抗真菌、抑制催乳素释放、去极化松弛肌肉作用。

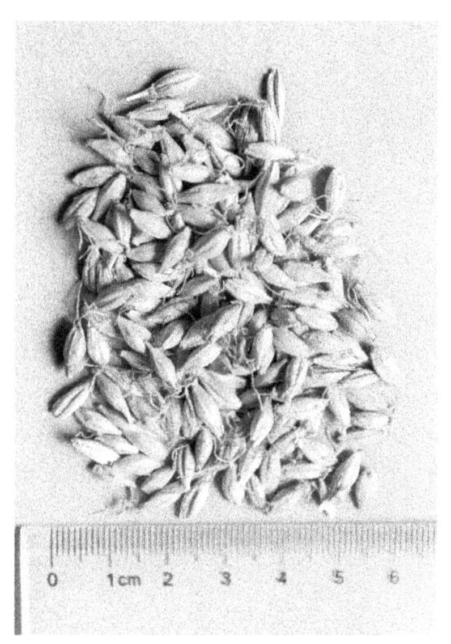

【药治】

1. 消谷丸　温中健脾。治脾虚不能消化水谷、胸膈痞闷、腹胁膨胀、日久不愈、食减嗜卧、口无味者。神曲180克，炒乌梅肉、炮姜各120克，麦芽90克，研为细末，蜜丸。每次用米饮下50丸，每日3次（《杂病源流犀烛》）。

2. 化积散　消食滞，化痞积。治小儿宿食不化、积滞痞块、面色萎黄、不思饮食、腹大膨胀。炒山楂、炒麦芽、炒神曲、炒槟榔、炒鸡内金、炒牵牛子各500克，研末，每服3克，加糖少许，温开水冲服，每日2次（《北京市中药成方选集》）。

3. 回乳四物汤　回乳消胀。治产妇无儿食乳所致乳房肿胀、坚硬疼痛难忍。川芎、当归、白芍、熟地各6克，炒麦芽60克，水400毫升，煎至320毫升，空腹时服（《外科正宗》）。

【食养】

1. 麦芽回乳汤　回乳消胀。可用于乳房胀痛、乳汁难回。取大麦芽100克，洗净，入锅，加水，大火煮沸，改用小火煮30分钟，取汁，每日早、晚分饮。

2. 麦芽山楂饮　行气消食，健脾开胃。可用于伤食（乳）泄泻、厌食、腹胀等症，可改善小孩的消化不良及食欲不振。取炒山楂10克、炒麦芽10克、水600毫升，共煎15分钟，取汁，加入适量红糖调味即可。

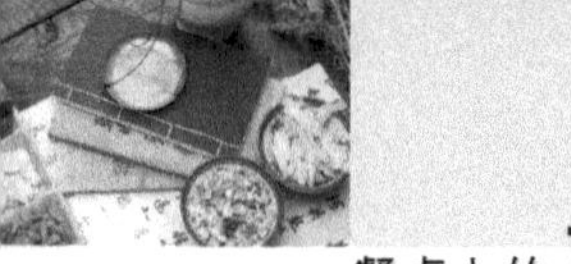

3. **麦芽谷芽牛肚汤**　行气消食，健脾开胃。可用于消化功能不良、饮食积滞。谷芽、麦芽、怀山药各50克，陈皮10克，八角5克，红枣6个，生姜3片，牛肚1个。将各药材及去核的红枣洗净，稍浸泡，陈皮浸泡后去瓤洗净，牛肚洗净稍滚5分钟，捞起用刀刮去黑衣洗净切片，一起与生姜放进瓦煲内，加入清水3 000毫升，煲沸后改小火煲约3小时，调入适量食盐即可。

# 胖 大 海

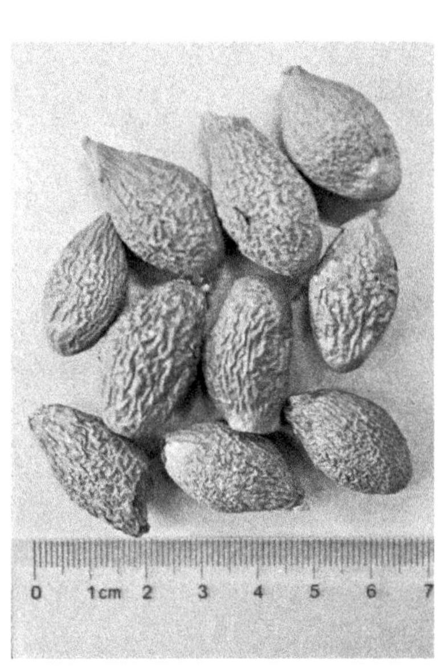

【**别名**】　安南子、大洞果、胡大海、大海子。

【**来源**】　为梧桐科萍婆属植物胖大海的种子。呈椭圆形，外皮棕色或暗棕色，微有光泽及不规则的细皱纹。无臭，味微甘，久嚼有黏性。主要产自泰国、马来西亚、越南等地，我国海南等地有引种，以产于马来半岛之"新州子"最佳。进口胖大海规格有三种，新州子产于马来半岛，种子为椭圆形，颗粒大，体质坚实，种脐歪斜，外皮皱纹细密，色褐黄或褐黑，品质较好。遇罗子产于泰国，种子为球形，略小，体质较松，其皱纹较粗而疏，色褐黄稍黑，品质较次。安南子产于越南，种子多数为卵月形或近球形，粒小，外皮皱纹粗而疏，色黑褐，体质松而易碎，故多缺口，品质更次。以个大、外皮细、淡黄棕色，有细皱纹及光泽、无破皮者为佳。

【**性味归经**】　性寒，味甘，归肺、大肠经。

【**功效主治**】　清热润肺，利咽解毒，润肠通便。用于肺热声哑、干咳无痰、咽喉干痛、热结便闭、头痛目赤。

【**用法用量**】　内服，3～5枚（大剂量10枚）；入散剂用量减半。

【**禁忌**】　脾虚寒泻、糖尿病及低血压患者慎服。

【**成分药理**】　胖大海中含胖大海素、西黄芪胶黏素、戊聚糖，21种脂肪酸和5种非脂肪酸，以及铜、镁、钙、铁等微量元素，具有抗病毒、缓泻、降压、利

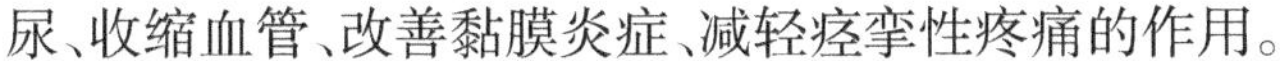

尿、收缩血管、改善黏膜炎症、减轻痉挛性疼痛的作用。

【药治】

1. 二子二石汤 除痰化瘀，消肿散结。治血瘀痰聚、声音嘶哑、痰浊凝聚，见声带息肉。生月石1克、海浮石6克、胖大海10克、诃子6克，水煎服，每日2次（《李淑良耳鼻喉科临证经验集》）。

2. 青果膏 清咽止渴。治咽喉肿痛、失音声哑、口燥舌干。鲜青果5千克、胖大海120克、锦灯笼60克、山豆根30克、天花粉120克、麦冬120克、诃子肉120克，切碎后水煎3次，分次过滤后去滓，滤液合并，用文火熬煎浓缩至膏状，以不渗纸为度，每30克膏汁兑蜜30克。每服9～15克，每日2次，温开水调化送下（《全国中药成药处方集》）。

3. 犀角清咽饮 清热解表利咽。伤寒头痛、身热恶寒、复觉咽喉作痛者。真犀角9克、桔梗9克、栀子12克、胖大海3个、黄连6克、山豆根9克、皂角刺9克、薄荷6克、桂枝9克、麻黄9克、木通9克、甘草6克，茶叶为引，水煎服（《医学探骊集》）。

【食养】

1. 胖大海茶 清热润肠，通利大便。可用于肠道燥热、大便秘结。胖大海4个，蜂蜜适量。沸水浸泡饮。糖尿病患者不加蜂蜜。

2. 胖大海猫爪草炖鹧鸪 利咽清音，补脑健胃。可用于咽炎、瘰疬、甲状腺功能亢进等。胖大海1个、猫爪草20克、鹧鸪2只、猪瘦肉150克、蜜枣3个、生姜3片。各物分别洗净，猫爪草稍浸泡，蜜枣去核，鹧鸪宰净，置沸水中稍滚沸，洗净，一起与生姜放进瓦煲内，加入冷开水1 250毫升，加盖隔水炖3小时便可，服时下盐。

3. 利咽饮 生津，清咽，润肺。可用于慢性咽炎、咽痛、咽干痒等。胖大海1枚，麦冬5粒，金莲花3朵，生甘草1片，沸水冲泡代茶饮。


# 芡　实


【别名】 鸡头米、水流黄、苏黄、黄实、鸡咀莲。

【来源】 为睡莲科芡属植物芡的种仁。秋末冬初采收成熟果实，除去果皮，取出种子，洗净，再除去硬壳（外种皮），晒干。有南芡、北芡之分。南芡主

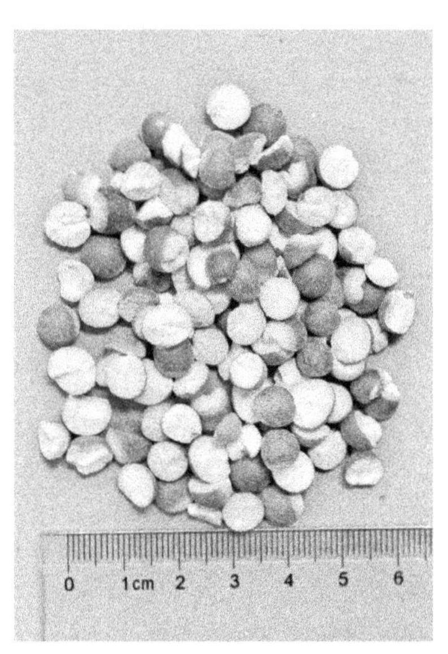

要产于湖南、广东、皖南以及苏南一带地区。北芡主产于山东、皖北及苏北一带,质地略次于南芡。北芡实,以微山湖出产的芡实最好,南芡实以苏州产为佳。要选择身干、无虫蛀、饱满均匀、少碎屑、粉性足、无杂质的。色泽白,粒上残留的种皮为淡红色的质好;色泽暗,粒上残留的种皮为褐红色的质次。齿咬后易碎的为身干;不易碎、有韧性的为身潮。

**【性味归经】** 性平,味甘、涩,归脾、肾经。

**【功效主治】** 益肾固精,健脾止泻,除湿止带。用于梦遗滑精、遗尿尿频、脾虚久泻、白浊、带下。

**【用法用量】** 内服,15～30克,亦可适量煮粥食。

**【禁忌】** 食滞不化、大小便不利者慎服。

**【成分药理】** 芡实中富含淀粉、蛋白质、胡萝卜素、维生素 $B_1$、维生素 $B_2$、维生素C、维生素E等矿物元素,化学成分主要是甾醇类、黄酮类、环肽类、脑苷脂类及不饱和脂肪酸等。具有抗氧化、抗心肌缺血、抗疲劳、抗癌、降血糖以及延缓衰老、改善记忆功能的作用。

**【药治】**

1. 芡实合剂 补肾填精,健脾益气,肃肺利尿。治慢性肾炎、脾肾俱虚型蛋白尿。芡实30克、白术12克、茯苓12克、怀山药15克、菟丝子24克、金樱子24克、黄精24克、百合18克、枇杷叶9克、党参9克,用水900毫升,煎成300毫升,每日1剂,分2次服(《岳美中医案集》)。

2. 金锁固精丸 固肾涩精。治肾虚不固、遗精滑泄、神疲乏力、四肢酸软、腰痛耳鸣。炒沙苑子、芡实(蒸)、莲须各60克,煅龙骨、煅牡蛎各30克,为细末,莲子粉糊为丸,盐汤送下,一次15丸,每日3次(《医方集解》)。

3. 易黄汤 固肾止带,清热祛湿。治疗宫颈炎、阴道炎等属肾虚湿热下注者,带下黏稠量多,色黄如浓茶汁,其气腥秽,舌红,苔黄腻者。炒山药、炒芡实各30克,盐水炒黄柏6克,酒炒车前子3克,白果12克。水煎服,每日2次(《傅青主女科》）。

**【食养】**

1. 芡实茯苓粥　补肾填精，健脾益气。可用于精液异常者。芡实15克、茯苓10克、大米适量，将芡实、茯苓捣碎，加水适量，煎至软烂时，再加入淘净的大米，继续煮烂成粥即可食用。

2. 芡实核桃粥　益气，温肾，止带。可用于脾肾气虚、精气不固而引起的遗精、滑泄、腰酸无力等。芡实粉30克，核桃肉15克，红枣7枚。将核桃肉打碎，红枣去核，芡实粉用凉开水打成糊状，放入滚开水中搅拌，再入核桃肉、红枣，煮成粥，加糖食用，每日1次，可作点心，隔日服用，连服半个月。

3. 芡实糯米鸡　健脾补肾，除湿止带。可用于肾气不足引起的疲劳、带下病等。芡实50克，莲子50克，乌骨鸡1只（约500克），糯米100克，将乌骨鸡去内脏，洗净，将莲子、芡实、糯米放入鸡腹中，用线缝口，放在砂锅内，加水适量，用文火炖烂熟，调味即可，分次酌量食用，每周1次，连服4周。

4. 薏仁芡实酒　健脾利湿止泻。可用于脾虚腹泻、肌肉酸重、关节疼痛、水肿等。薏苡仁50克，芡实50克，白酒500毫升。将薏苡仁、芡实放入酒瓶，盖严密，隔2日搅拌1次，浸泡15日即成。每日2次，每次饮10～15毫升。

# 肉 豆 蔻

**【别名】**　豆蔻、肉果、顶头肉。

**【来源】**　为肉豆蔻科肉豆蔻属植物肉豆蔻的种仁。呈卵圆形或椭圆形，表面灰褐色或淡褐色，显粗糙，满布网脉状沟纹。一端有稍凸起的肿脐，另一端有微凹入的合点，两者之间有一条脊沟。质坚硬，不易碎，破开后断面有淡棕色与棕色交错的斑纹，形成大理石样纹理。富油性，气香烈，久嚼则溶化。主产于印度尼西亚、马来西亚等地，我国广东、云南等地有栽培。以个大、饱满、坚实、体重、无虫蛀、油性大、香气浓者为佳。

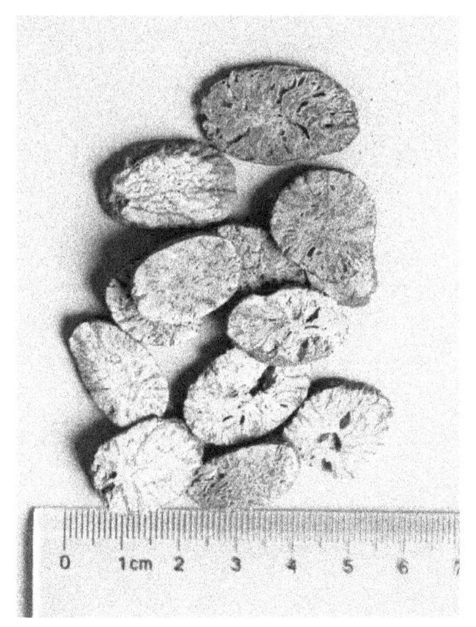

【性味归经】　性温,味辛,有小毒,归脾、胃、大肠经。

【功效主治】　温中行气,涩肠止泻。用于脾胃虚寒、久泻不止、脘腹胀痛、食少呕吐。

【用法用量】　内服,3～6克。

【禁忌】　湿热泻痢及阴虚火旺者慎服。用量不宜过大。

【成分药理】　肉豆蔻中含有淀粉、蛋白质及少量的蔗糖、多聚木糖、戊聚糖、色素、果胶及1种皂苷,其化学成分主要含脂肪油、挥发油和肉豆蔻醚等。具有镇静、催眠、抗菌、麻醉作用,可降低谷丙转氨酶,少剂量能促进胃液的分泌和刺激胃肠蠕动,大剂量则抑制。

【药治】

1. 四神丸　温补脾肾,涩肠止泻。治脾肾虚寒之五更泻泄、不思饮食,或久泻不愈、腹痛腰酸肢冷、神疲乏力等。肉豆蔻6克,补骨脂、五味子各12克,吴茱萸6克,研末,生姜12克,红枣50枚,用水一碗,煮姜、枣,水干,取枣肉,丸桐子大,每服6～9克,空心食前服(《证治准绳》)。

2. 肉豆蔻丸　温阳止带。治妇人带下、腹内冷痛。肉豆蔻30克(去壳)、附子60克(炮裂、去皮、脐)、白石脂60克。上药捣罗为末,炼蜜和丸,如梧桐子大,每于食前以热酒下30丸(《太平圣惠方》)。

3. 疏肝丸　疏肝和胃,理气止痛。治肝气郁滞、两胁刺痛、饮食无味、消化不良、呕吐酸水、嘈杂、周身窜痛等。川楝子150克、醋延胡索100克、白芍(酒炒)120克、片姜黄100克、木香80克、沉香100克、豆蔻仁60克、砂仁80克、姜厚朴60克、陈皮80克、枳壳(炒)100克、茯苓100克、朱砂27克,朱砂水飞成极细粉,其余粉碎成细粉过筛,混匀。每100克粉末用炼蜜65～85克加适量的水泛丸,干燥,制成水蜜丸。每丸8克,每次1丸,每日2次(《全国中药成药处方集》)。

【食养】

1. 豆蔻蛋　温肾暖脾,固肠止泻。可用于黎明之前脐腹作痛、肠鸣即泻、泻下完谷、泻后则安等证。鸡蛋3枚,补骨脂30克,肉豆蔻15克。先将鸡蛋用清水煮一沸,捞出打破外皮,与补骨脂、肉豆蔻同煮15分钟即可。每日1剂,趁热将鸡蛋食完。

2. 烤五香鹅　温补脾肾,固涩止泻。可用于脾胃虚弱型肠功能紊乱症。肥鹅肉750克、干姜6克、吴茱萸3克、肉豆蔻3克、肉桂2克、丁香1克。鹅肉切块,把干姜、吴茱萸、肉豆蔻、肉桂、丁香共研细面后与鹅肉和匀,加适量酱油、黄酒、糖、盐、味精,腌渍2～3小时。将浸好的鹅块放入烤箱内,文火烤15分钟左右,翻面再烤15分钟,熟后即可食用。

3. 豆蔻草果乌鸡汤　健脾利湿。可用于脾虚泄泻。乌鸡1只,肉豆蔻30克,草果2枚,盐、清水各适量。乌鸡宰好,去毛除内脏,放入开水煮5分钟,取出洗净。肉豆蔻、草果洗净,全部研成细末,纳入鸡肚内。将鸡放入炖盅内,加入适量开水,盖上盖,隔水炖3小时,下盐调味即可,每周2剂。

# 酸 枣 仁

【别名】　枣仁、山枣仁、酸枣核。

【来源】　为鼠李科枣属植物酸枣的种子。秋末冬初采收成熟果实,除去果肉及核壳,收集种子,晒干。主产于河北、陕西、辽宁、河南等地,以河北邢台、陕西秦岭为佳。种仁黄白色,无杂质、核壳、虫蛀者为佳,反之,粒小或空瘪、皮色发黑或棕黄、含核壳多者为次。以粒大、饱满、外皮紫红色、干燥、无杂质者为佳。

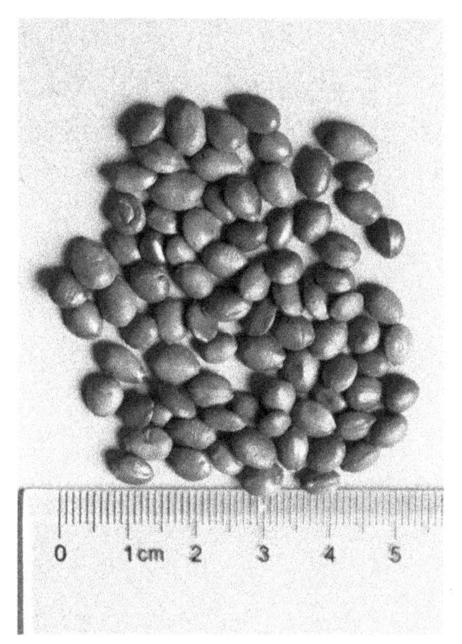

【性味归经】　性平,味甘、酸,归心、肝、胆经。

【功效主治】　补肝,宁心,敛汗,生津。用于虚烦不眠、惊悸多梦、体虚多汗、津伤口渴。

【用法用量】　内服,煎汤,6～15克;研末,3～6克;或入丸、散。

【禁忌】　内有实邪郁火及肾虚滑泄梦遗者慎服。

【成分药理】　酸枣仁中含多量脂肪油和蛋白质,并含甾醇、三萜类、酸枣仁皂苷、维生素C等。具有镇静、催眠、镇痛、抗惊厥、抗氧化、抗缺氧、抗肿瘤作用;有一定的降压作用;对子宫有兴奋作用。

【药治】

1. 酸枣仁汤　养血安神,清热除烦。治神经衰弱、神经症、更年期综合征

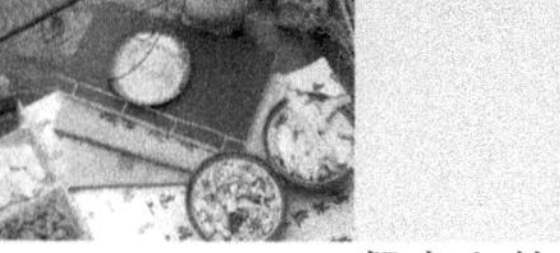

等，属肝血不足，心神不安者。酸枣仁15克、甘草6克、知母6克、茯苓12克、川芎6克。取1 200毫升水，煮取600毫升，分3次温服（《金匮要略》）。

2. 酸枣参苓饮　益气敛汗。治小儿盗汗。人参、茯苓、酸枣仁各等分，研末，每服6克，米饮调下（《幼科证治大全》）。

3. 归脾汤　益气补血，健脾养心。治胃及十二指肠溃疡出血、功能性子宫出血、神经衰弱、心脏病等属于心脾气血两虚及脾不统血者。白术、当归、白茯苓、炒黄芪、龙眼肉、远志、炒酸枣仁、人参各3克，木香1.5克，炙甘草1克，加生姜、大枣，水煎服（《正体类要》）。

【食养】

1. 酸枣仁粥　宁心安神。可用于心悸、失眠、多梦、心烦。酸枣仁末15克、粳米100克，先以粳米煮粥，临熟，下酸枣仁末再煮，空腹食用。

2. 酸枣仁煎　宁心安神。可用于神经衰弱。酸枣仁30克，捣碎，放进纱布袋中，再将纱布袋放进200毫升的清水中浓煎至30毫升，每夜睡觉前0.5小时服用，10日为1个疗程。

3. 枣仁煮泥鳅　补肝益肾。可用于阳痿。泥鳅50克、酸枣仁50克，泥鳅活杀，去内脏，洗净，切段，酸枣仁洗净，同置锅中，加清水500毫升，加姜、葱、盐、黄酒，急火煮开3分钟，去浮沫，改文火煮15分钟，分次食用。

# 杏　仁

【别名】　杏核仁、杏子、木落子、苦杏仁、杏梅仁、杏、甜梅。

【来源】　为蔷薇科杏属植物杏、野杏、山杏、东北杏的种子。夏季果实成熟时采摘，除去果肉及核壳，取种仁，晾干。药用为杏或山杏等味苦的干燥种子。杏仁有苦甜之分，栽培杏所产者甜的较多，野生的一般均为苦；以内蒙古东部为道地。选购时可采用以下方法挑选：① 望色泽。种皮颜色淡黄棕色，肉质饱满，有光泽、不发油者为佳。② 望形。形状多为鸡心形、扁圆形的，顶端尖、基部圆。③ 看质地。捏的时候感觉仁尖有扎手之感，用牙咬松脆有声比较干燥；果仁上有小洞的是虫蛀粒，有白花斑的为霉点，不能食用。

【性味归经】　性微温，味苦，有小毒，归肺、大肠经。

【功效主治】　降气止咳平喘，润肠通便。用于咳嗽气喘，胸满痰多，血虚津枯,肠燥便秘。

**【用法用量】**　内服,4.5～9克。

**【禁忌】**　不宜过量,以免中毒。中毒可见昏迷、惊厥、呕吐、呼吸障碍、瞳孔散大、对光反应消失等严重症状。

**【成分药理】**　杏仁含苦杏仁苷、脂肪油（杏仁油）、蛋白质和各种游离氨基酸,苦杏仁苷可分解生成苯甲醛和氢氰酸。具有抑菌、抗癌、镇痛等作用。

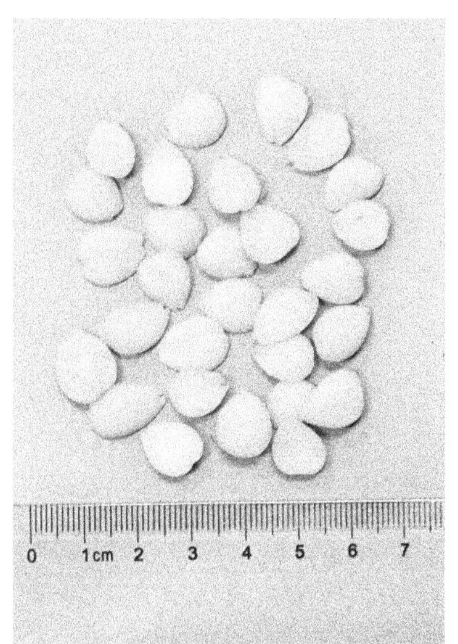


**【药治】**

1. 杏仁丸　降逆止咳。治咳逆上气。杏仁三升,熟捣如膏,蜜一升,为三分,以一分内杏仁捣,令强,更内一分捣之如膏,又内一分捣熟止。先食已含咽之,多少自在,日三。每服不得过半方寸匕,则瘥(《千金方》)。

2. 杏仁煎　温肺平喘止嗽。治久患肺喘,咳嗽不止,睡卧不得者。杏仁（去皮尖,微炒）半两,胡桃肉（去皮）半两。上件入生蜜少许,同研令极细,每一两作一十丸。每服一丸,生姜汤嚼下,食后临卧(《杨氏家藏方》)。

3. 双仁丸　降气平喘。治上气喘急。桃仁、杏仁（并去双仁、皮尖,炒）各半两。上二味,细研,水调生面少许,和丸如梧桐子大。每服十丸,生姜、蜜汤下,微利为度(《圣济总录》)。

**【食养】**

1. 杏仁糊　宣肺化痰,润肠。可用于中老年咳嗽、便秘者。杏仁去皮尖,研成粉状入锅,加水适量煮熬10分钟左右,再将面粉用凉水调成糊状,倒入锅内,煮开即可。

2. 杏仁豆腐　止咳定喘,温肠通便。可用于体虚乏力,便秘者。甜杏仁45克,苦杏仁5克,用清水浸泡多次,然后磨成浆,在里面加约5克糖熬煮沸腾,再放一点洋粉或泡软的琼脂融化帮助凝固,晾凉冰镇即可,吃时还可以再浇点冰糖水。也可以用琼脂粉拌凉水,浇入和糖熬煮好的杏仁浆,冷却凝固后吃。

3. 芝麻糊杏仁茶　滑肠润燥,益心肾。可用于长期从事脑力劳动、胃肠功能欠佳者。芝麻磨碎，杏仁磨碎，调入麦芽糊精，充水泡茶。也可以分别泡好芝麻糊，杏仁茶，然后分两头慢慢灌入同一个容器，黑白分明比较好看。

# 小 茴 香

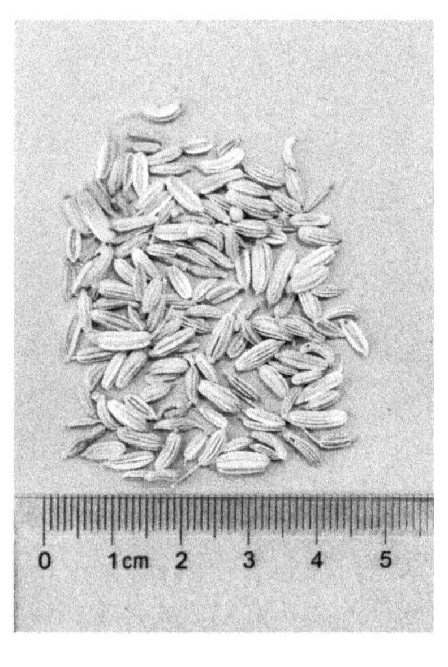

**【别名】** 茴香子、小茴、茴香、怀香、香丝菜、小茴香。

**【来源】** 为伞形科茴香属植物茴香的果实。夏末、秋初果实成熟时采收，除杂质，晒干用。全国各地均产。选购时以色泽黄绿、质地饱满、颗粒均匀、无柄梗者、芳香浓郁的质优。

**【性味归经】** 性温，味辛，归肝、肾、脾、胃经。

**【功效主治】** 散寒止痛，理气和胃。用于寒疝腹痛、睾丸偏坠、痛经、少腹冷痛、脘腹胀痛、食少吐泻及睾丸鞘膜积液等。

**【用法用量】** 作调味品，也可以做沙拉，煎汤，或入丸、散剂。内服，3～6克，以每日10克为限。

**【禁忌】** 多食有损视力，不宜短期大量使用。

**【成分药理】** 小茴香含有脂肪油、挥发油、淄醇、糖苷及多种氨基酸和有机酸等。具有促进肠蠕动、促进胆汁分泌、中枢麻痹、箭毒样作用，抗突变，性激素样作用，利尿等作用。

**【药治】**

1. 温通汤　温通小便。治下焦受寒，小便不通。椒目（炒捣）24克，小茴香（炒捣）6克，威灵仙9克，水煎服（《医学衷中参西录》）。

2. 茴香汤　温中益气，利胸膈，进饮食。治脏气虚冷，脐腹胀满，不思饮食，一切冷气。茴香（去土、炒）六斤，川楝子（洗、炒）、陈皮，各二斤；甘草（炒）七斤，盐（炒）一斤。上为末。每服一钱，如茶点吃（《太平惠民和剂局方》）。

3. 暖肝煎　温补肝肾，行气止痛。治肝肾虚寒证，睾丸冷痛，或小腹疼痛，畏寒喜暖，舌淡苔白，脉沉迟。当归6～9克，枸杞子9克，茯苓6克，小茴香6克，肉桂3～6克，乌药6克，沉香3克（木香），水300毫升，加生姜3～5片，煎至210毫升，空腹时温服（《景岳全书》）。

4. 小茴枳壳散　行气导滞。治肝胃气滞，脘腹胁下胀痛。小茴香30克，枳壳15克。微炒研末，每次服6克，温开水送下（《袖珍方》）。

【食养】

1. 茴香粥　行气止痛，健脾开胃，通乳。可用于治疗胃寒呕吐、食欲减退、脘胀气有及乳汁缺乏等。小茴香10～15克，粳米50～100克。将小茴香放入清水砂锅内煎煮，取汁去渣；粳米淘洗干净。锅置火上，放入粳米、药汁熬煮成粥。

2. 小茴香酒　行气散寒。可用于由精道受风寒而成，汤药全不效者。小茴香30克。上为粗末。用黄酒250毫升烧滚冲，停一刻，去滓服酒（《医林改错》）。

# 薏 苡 仁

【别名】　薏米、药玉米、水玉米、晚念珠、六谷子、六谷米、珠珠米。

【来源】　为禾本科薏苡属植物薏苡的种仁。秋季果实成熟时采割植株，晒干，打下果实，再晒干，除去外壳、黄褐色种皮和杂质，收集种仁。药用部位为薏苡的干燥成熟种仁。全国大部分地区均产，以河北正定县为道地。选购时断面呈白色，气味微甘，粒大、饱满、色白的质优，闻着有刺鼻哈喇味或霉味，不能食用。

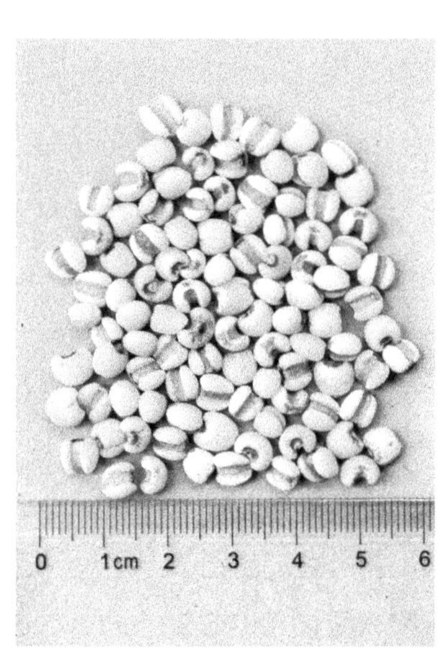

【性味归经】　性凉，味甘、淡，归脾、胃、肺经。

【功效主治】　利水渗透湿，健脾止泻，除痹，排脓，解毒散结。用于水肿，脚气，小便不利，脾虚泄泻，湿痹拘挛，肺痈，肠痈，赘疣。

【用法用量】　内服,9～30克。

【禁忌】　孕妇忌用,汗少、便秘者慎用。

【成分药理】　薏苡仁含具有中性油脂、多糖、多种氨基酸、甾醇类、三萜类、苯丙素类及生物碱类。具有解热、镇静、镇痛、抗炎、增强免疫、抗肿瘤、抗溃疡、止泻、降血糖、降血糖、抗氧化、促进排卵等作用。

【药治】

1. 麻杏苡甘汤　解表祛湿。治病者一身尽疼,发热,日晡所剧者,名风湿,此病伤于汗出当风,或久伤取冷所致。麻黄(去节)半两(汤泡),甘草一两(炙),薏苡仁半两,杏仁十个(去皮、尖、炒)。上锉麻豆大,每服四钱,水一盏半,煮八分,去滓温服,有微汗避风(《金匮要略》)。

2. 薏苡附子败酱散　利湿排脓。治肠痈,其身甲错,腹皮急,按之濡如肿状,腹无积聚,身无热,脉数,此为肠内有痈脓。薏苡仁十分,附子二分,败酱五分。上三味,杵为末,取方寸匕,以水二升,煎减半,顿服,小便当下(《金匮要略》)。

3. 薏苡散　温阳通痹,散寒除湿。治胸痹,缓急者。薏苡仁十五两,大附子十枚(炮)。每服方寸匕,日三次。制备方法上为散(《金匮要略》)。

【食养】

1. 苡仁粥　健脾养胃,祛风除痹。可用于久风湿痹,补正气,利肠胃,消水肿,除胸中邪气,治筋脉拘挛。薏苡仁为末,同粳米煮粥,日日食之(《本草纲目》)。

2. 薏苡仁酒　祛风湿,强筋骨,健脾胃。可用于风湿痹痛等疾病。薏苡仁粉,同曲米酿酒,或袋盛煮酒饮之(《本草纲目》)。

3. 葱头薏苡仁粥　可用于中风,头痛心烦,苦不下食,手足无力,筋骨疼痛,口面㖞斜,言语不正等。葱白1握,豉3合,牛蒡根(切,洗,去粗皮)半升,薄荷1握,薏苡仁2合。上以水5大盏,煮葱白、牛蒡根、薄荷、豉等,煎取2盏半,去滓,入薏苡仁,煮作粥。空腹食之(《太平圣惠方》)。

4. 莲实美容羹　适用于脾胃虚、肌肉消瘦、皮毛干枯等。莲子30克、芡实30克、薏苡仁50克、桂圆肉10克、蜂蜜适量。先将莲子、芡实、薏苡仁用清水浸泡30分钟,再将桂圆肉一同放入锅内,用文火煮至烂熟加蜂蜜调味食用。

5. 薏仁汤　用于脾虚腹泻、肌肉酸重、关节疼痛、水肿、脚气、白带、肺脓疡、阑尾炎等。红豆、薏苡仁各1杯,冰糖80克。红豆、薏苡仁混合洗净,放入锅中。加8杯水以大火煮开，再转小火续煮约30分钟，待豆仁呈花糜状，加入冰糖煮融即成。

# 郁 李 仁

【别名】　郁子、郁里仁、李仁肉、小李仁、大李仁。

【来源】　为蔷薇科郁李属植物郁李、欧李及榆叶梅属植物榆叶梅、长梗扁桃等的种仁。夏、秋季采收成熟果实，除去果肉及核壳，取出种子，干燥。以山西隰县、四川崇州市、福建福州市为道地。选购以呈桃形，表皮黄白色、黄棕色或深棕色的质优。

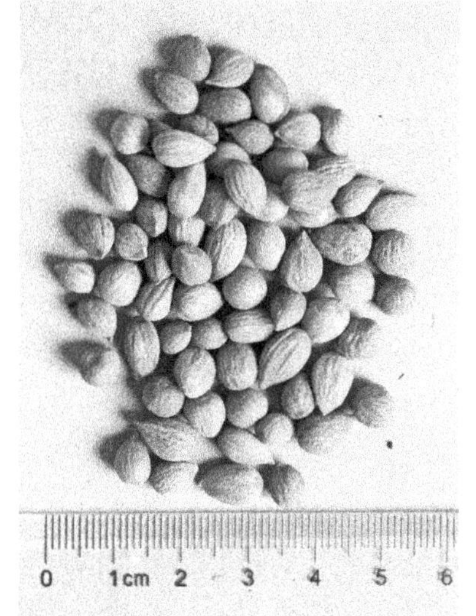

【性味归经】　性平，味辛、苦、甘，归脾、大肠、小肠经。

【功效主治】　润燥滑肠，下气，利水。用于津枯肠燥、食积气滞、腹胀便秘、水肿、脚气、小便不利。

【用法用量】　内服，3～9克。

【禁忌】　忌与牛、马肉同食。

【成分药理】　种子含苦杏仁苷、脂肪油、挥发性有机酸、粗蛋白质、纤维素、淀粉、油酸，尚含植物甾醇、维生素$B_1$。具有抗炎、泻下、镇静、利尿等作用。

【药治】

1. 郁李仁丹　利水消肿。治一切诸肿，小儿疳食，气急肿满。郁李仁半两（汤浸，去皮，微炒），槟榔半两，牵牛子一钱（炒）。上为细末，滴水为丸，每服10丸，空心以葱白汤送下（《卫生总微》）。

2. 郁李仁煎　下气止嗽。治积年上气咳嗽，不得卧。郁李仁（去皮尖双仁）一两。用水一升，研如杏酪，去滓，煮令无辛气，次下酥一枣许，同煮熟，放温顿服之（《圣济总录》）。

3. 郁李仁饮　下气，利水，润肠。治老人脚气冲逆，身肿，脚肿，大小便秘

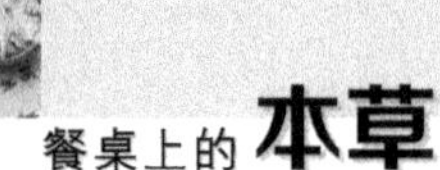

涩不通，气息喘息，食饮不下者。郁李仁二两（细研，以水滤取汁），薏苡仁四合（淘研净），上药相和煮饮，空心食之（《养老奉亲书》）。

**【食养】**

1. 糯米粥　润燥滑肠，下气通便。可用于胸膈满闷、大便秘结。糯米100克，槟榔（炮制捣末）15克，郁李仁（去皮研为膏）15克，火麻仁15克，先以水研火麻仁滤取汁，入糯米煮作粥，将熟，入槟榔、郁李仁搅匀，空腹食用，每日2次（《圣济总录》）。

2. 郁李仁粥　润燥滑肠，行气通便。可用于气滞肠燥的便秘。郁李仁10克，大米60克。以水100毫升研郁李仁，滤取汁，加水至1 000毫升，加入大米煮粥食之。

# 余 甘 子

**【别名】**　余甘子、油甘子、庵摩勒、橄榄、滇橄榄、园酸角、油柑、望果、牛甘子、久如拉（藏语）、麻项邦（傣药）、米含、望果、木波。

**【来源】**　冬季至次春时采收成熟干燥果实，除去杂质，干燥。产于云南、四川和贵州等省区。选购时表面棕褐色至墨绿色，有浅黄色颗粒状突起，内果皮黄白色，硬核样，表面略具六棱，种子近三菱形，棕色。气微，味酸涩，回味甜的质优。

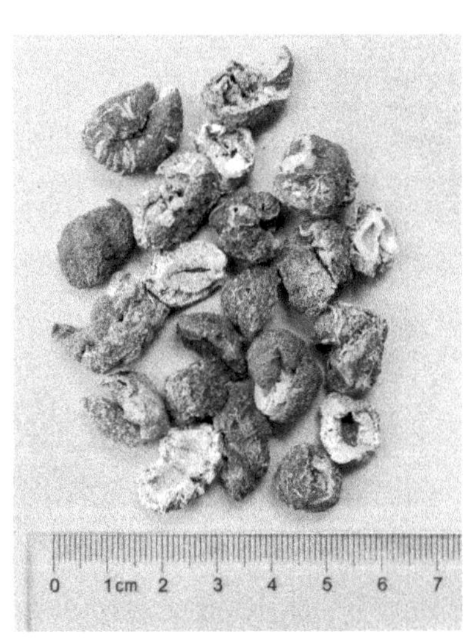

**【性味归经】**　性凉，味甘、酸、涩，归肺、胃经。

**【功效主治】**　清热凉血，消食健胃，生津止咳。用于血热血瘀，消化不良，腹胀，咳嗽，喉痛，口干等。

**【用法用量】**　内服，3～9克，多入丸散服。

**【禁忌】**　脾胃虚寒者慎服，不宜与辛辣、鱼类食物同食。

**【成分药理】**　余甘子含有酚类化合物、黄酮类化合物、倍半萜类化合物、挥发油类、17种氨基酸、多种微量元素等。具有抗氧化，抗衰老，抗突变，抗肿瘤，抗炎和抗菌，抗病毒，增强免疫力，保肝，保护心血管，治疗糖尿病等作用。

**【药治】**

余甘子散　清热凉血生津。治乳石发热，上攻头面，烦热，咽喉不利，舌粗语涩，大小便不通。余甘子三分，红雪三两，犀角屑一两，子芩半两，独活半两，葛根半两（锉），川升麻半两，防风半两（去芦头），甘草半两（生用），上为细散，每服二钱，用生地黄汁二合调下，不拘时候（《太平圣惠方》）。

**【食养】**

1. 腌余甘子　清热利咽。可用于咽喉不适，胃纳不佳等。余甘子一斤，盐半碗，水适量，甘草十片左右。余甘子分别用淡盐水、自来水清洗，沥干水分，每粒余甘子划上一刀，放入玻璃瓶，一层盐，一层余甘子，两片甘草，如此反复，最后一层洒多点盐，密封，置3日后，将其中的水倒出，加适量的水煮开，待凉透后凉透，重新倒入玻璃瓶，覆盖所有余甘子，1个月即可，可泡茶，可直接吃。

2. 余甘子蜜枣煲猪瘦肉　益气生津。可用于口干乏力、精神紧张等。余甘子10颗，蜜枣3个、猪瘦肉300克，生姜三片。各物分别洗净，蜜枣去核；猪瘦肉切块。一起放进瓦煲内，加入清水2 500毫升（约10碗量），武火煲沸后，改为文火煲1小时以上，调入适量食盐便可。

3. 余甘子木瓜汤　养胃生津，明目养颜。可用于伏案工作，中年容颜早衰、视物昏花、精力不足者。木瓜750克，余甘子6个，雪梨3个，蜜枣3个，瘦肉188克，盐适量。木瓜去皮去核切厚块，蜜枣洗干净，雪梨去皮切块，余甘子洗净用刀拍烂。瘦肉洗干净，汆烫后再冲洗干净。煲滚适量水，放入木瓜、余甘子、雪梨、蜜枣和瘦肉，水滚后改慢火煲约90分钟，下盐调味即成。

# 五、根及根茎类

## 甘　草

**【别名】**　国老、美草、粉草。

**【来源】**　为豆科甘草属植物甘草、光果甘草、胀果甘草的根及根茎。取原

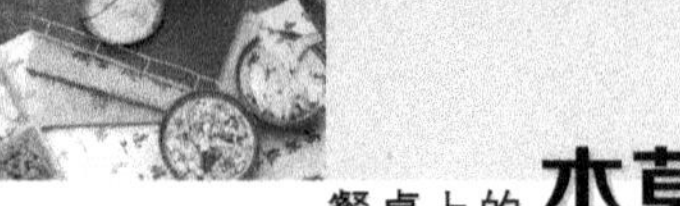

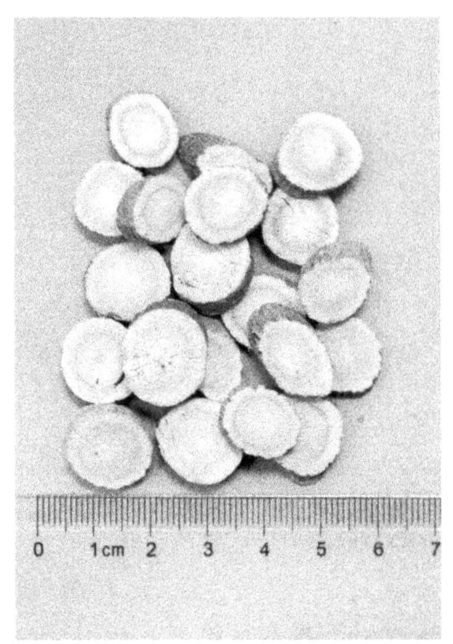

药材，除去芦头及杂质，切厚片，干燥，为生甘草；取甘草片用文火炒至表面深黄色，为炒甘草；取蜜炼加入甘草拌匀，置锅中用文火炒至表面深黄色，为炙甘草。甘草品质以内蒙古、甘肃、宁夏出产的为佳。

**【性味归经】** 性平，味甘，归脾、胃、心、肺经。

**【功效主治】** 和中缓急，润肺解毒，调和诸药。炙甘草宜用于脾胃虚弱、心悸、肺痿咳嗽等；生用宜于咽喉肿痛、痈疮肿毒、药食物中毒等。

**【用法用量】** 内服，煎汤2～6克，调和诸药用量宜小，作主药用量宜稍大，可用10克左右。中毒抢救可用30～60克。外用，煎水洗、渍，或研磨外敷。

**【禁忌】** 不可过量久服。长期大量服用，可产生假醛固酮症。反大戟、芫花、甘遂、海藻。

**【成分药理】** 含有多种极为复杂的化学成分，主要有甘草酸、甘草苷等。根表皮以内的部分最重要的生理活性物质为甘草甜素和黄酮类。具有抗微生物，抗炎，镇咳，祛痰，保肝，抗肿瘤，抗突变，抗氧化等作用。

**【药治】**

1. 芍药甘草汤　缓急止痛。治腿脚挛急、腹中疼痛。白芍药、炙甘草各四两。水煎去渣，分二次服（《伤寒论》）。

2. 甘草干姜汤　润肺补虚。治肺痿、吐涎沫而不咳者。炙甘草四两、干姜二两，以水三升，煮取一升五合，去滓，分温再服（《金匮要略》）。

3. 凉膈丸　清热止咳。治热嗽。甘草二两、猪胆汁浸五宿，漉出炙香，捣罗为末，炼蜜和丸，如绿豆大，食后薄荷汤下十五丸（《圣济总录》）。

**【食养】**

1. 猪脊甘草汤　润肺止咳。可用于咳嗽咳痰等。甘草10克、莲子100克、大枣100克、木香3克、猪脊骨1具。木香、甘草用纱布包起来，莲子、大枣去核，猪脊骨洗净后剁碎，上述材料一起放入锅里，加水用文火炖4～5小时即可食。

2. 甘草绿豆煲米饭　润肺生津。可用于口干咽燥等。生甘草30克、绿豆100克、大米100克。将生甘草切片,绿豆、大米淘洗干净。把大米、生甘草、绿豆同放锅内,如常规加水煲饭,煲熟即成。

3. 蜜枣甘草汤　润肺止咳。可用于咽干喉痛、慢性支气管炎咳嗽、肺结核咳嗽等症。蜜枣8枚、生甘草6克。将蜜枣、生甘草加清水两碗煎至一碗,去渣,即可食用。

# 干　姜

【别名】　白姜、均姜、干生姜。

【来源】　为姜科植物姜的干燥根茎。冬季采挖,除去须根和泥沙,晒干或低温干燥。趁鲜切片晒干或低温干燥者称为"干姜片";取干姜块,照炒炭法炒至表面黑色、内部棕褐色,为姜炭。全国大部分地区有产,主产于四川、贵州等地。

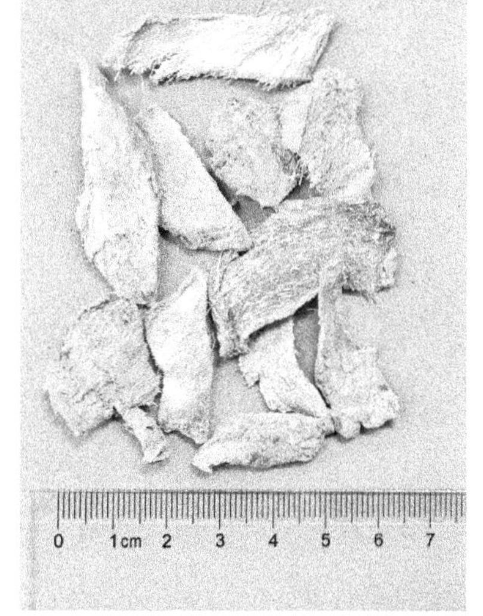

【性味归经】　性热,味辛,归脾、胃、肾、心、肺经。

【功效主治】　温中散寒,回阳通脉,温肺化饮。用于脘腹冷痛、呕吐泄泻、肢冷脉微、寒饮喘咳。

【用法用量】　内服,3～10克。

【禁忌】　阴虚内热、血热妄行者忌服。

【成分药理】　主要有效成分为挥发油,除此之外还有β-谷甾醇、胡萝卜苷、棕榈酸、环丁二酸酐等非挥发性成分。具有镇痛消炎、抗菌、止泻、抗肿瘤、抗缺氧、改善局部血液循环等作用。

【药治】

1. 理中汤　温中补虚。治脾胃虚寒、腹痛下利、胃中寒饮、喜唾涎沫。人参、干姜、白术、炙甘草各三两。以四物依两数切,用水八升,煮取三升,去滓,温服一升,日三服(《伤寒论》)。

2. 干姜人参半夏丸　温中止呕。治妊娠呕吐不止。干姜、人参各一两，半夏二两。上三味，末之，以生姜汁糊为丸，如梧子大。每服十丸，日三服（《金匮要略》）。

3. 干姜五味甘草汤　温寒化饮。治肺冷咳嗽。干姜八分，炙草二钱，五味子三十粒。水煎服（《温热经解》）。

**【食养】**

1. 干姜羊肉汤　温中散寒。可用于肢寒畏冷、腰膝酸软等。干姜30克、羊肉150克、盐1克、花椒粉1克、大葱3克。羊肉切块，与干姜共炖至肉烂，调入盐、葱花、花椒粉，即可食用。

2. 鲤鱼干姜汤　温中补虚。可用于肾阳虚引起的阳痿。约500克雄鲤鱼一条，干姜、枸杞子各10克。取鲤鱼肚内之鱼（即雄鱼腹中白色果冻样物质雄鱼精囊腺），与干姜、枸杞子同煎，煮开，加料酒、盐、味精适量调味即成。空腹时服食，隔日服1次，连服5日。

3. 赤石脂干姜粥　温中补虚。可用于慢性虚寒痢疾。赤石脂30克、干姜10克、粳米60克。将赤石脂打碎，与干姜入锅，加水300毫升，煎至100毫升，去渣取汁备用。粳米煮为稀粥，加入药汁，煮开1～2沸，待食。每日早晚空腹温热服食（《伤寒论》）。

# 高 良 姜

**【别名】**　风姜、小良姜、膏凉姜。

**【来源】**　为姜科植物高良姜的干燥根茎。夏末秋初采挖，除去须根和残留的鳞片，洗净，切段，晒干。按产地分为广东良姜、广西良姜、海南良姜和台湾良姜等四种，以广东良姜质较佳。

**【性味归经】**　性热，味辛，归脾、胃经。

**【功效主治】**　温胃止呕，散寒止痛。用于脘腹冷痛、胃寒呕吐、嗳气吞酸。

**【用法用量】**　内服，3～6克。

**【禁忌】**　脾胃湿热者慎用。

**【成分药理】**　根茎含多种二苯基庚烷类化合物，还可能含有鼠李柠檬素、挥发油等。根尚含 $\beta$-谷甾醇-$\beta$-葡萄糖苷、豆甾醇葡萄糖苷等。具有镇痛、改善微循环的作用。

**【药治】**

1. 高良姜汤　温中散寒，下气行滞。治卒心腹绞痛如刺，两胁支满，烦闷不可忍。高良姜五两，厚朴二两，当归、桂心各三两。上四味，以水升，煮取一升八合，分三服，日二。若一服痛止，便停，不须服，若强人为二服，劣人分三服（《千金方》）。

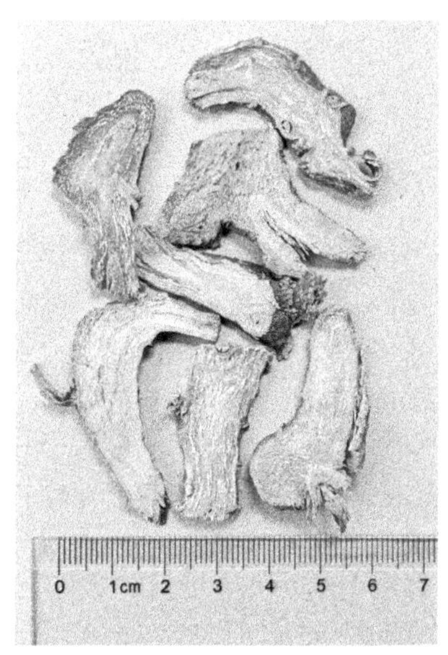

2. 二姜丸　养脾温胃，去冷消痰。治心脾冷痛。良姜（去声）、干姜（炮）等分。上为末，面糊为丸，如梧桐子大。每服十五丸至二十一丸，食后皮汤下。妊娠妇人忌服（《太平惠民和剂局方》）。

3. 良附丸　温胃理气。治寒凝气滞、脘痛吐酸、胸腹胀满。良姜一钱、香附四钱、青皮三钱、木香三钱、当归三钱、干姜二钱、沉香一钱，上为细末，水泛为丸，如梧桐子大。每服三钱，米汤送下（《实用方剂学》）。

**【食养】**

1. 高良姜粥　温中散寒。可用于寒性胃痛，呕吐腹泻等。粳米50克、高良姜15克。高良姜加水煎煮，去渣取汁，然后放粳米煮粥，空腹服用。

2. 两姜粥　祛寒止痛，温中和胃。可用于寒性胃痛。高良姜、生姜各3克，大米60克。高良姜、干姜加水煎汁，煎好后去渣取汁，放大米同煮成粥，早晚服用。

3. 高良姜香附鸡肉汤　行气疏肝，祛寒止痛。可用于溃疡病、肝气犯胃、寒邪犯胃、胃脘胀痛、时作时止、时有嗳气、呕吐。鸡肉250克、高良姜15克、香附12克、红枣4枚。鸡肉切去肥脂，放入开水中焯过，吊干水。把全部用料放入锅内，加水适量，武火煮沸后，文火煮2小时，调味即可。

# 葛　根

**【别名】**　粉葛、葛条根、甘葛。

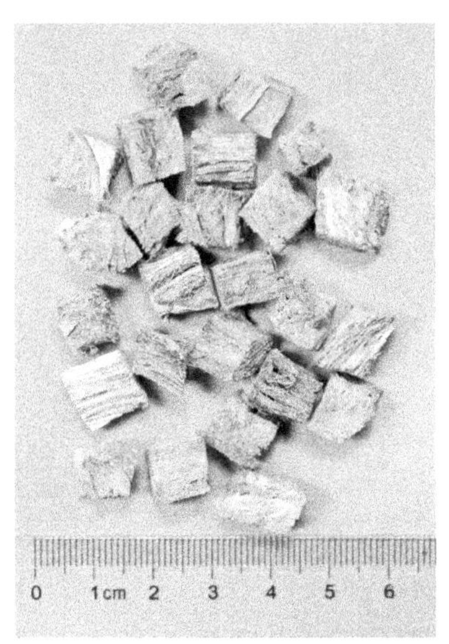

【来源】　为豆科植物野葛的干燥根，习称野葛。秋、冬二季采挖，趁鲜切成厚片或小块，干燥。取葛根片，置锅中，用文火炒至表面黄色，略带焦斑为炒葛根；取麸皮撒在热锅中，加热至冒烟时，投入葛根片，迅速翻动，炒至表面呈焦黄色，取出，筛去麸皮，为煨葛根。中国大部分地区有产，主要分布于辽宁、河北、河南、山东、安徽、江苏、浙江、福建、台湾、广东、广西、江西、湖南、湖北、重庆、四川、贵州、云南、山西、陕西、甘肃等地。

【性味归经】　性凉，味甘、辛，归肺、胃经。

【功效主治】　解肌退热，透疹，生津止渴，升阳止泻。用于表证发热、项背强痛、麻疹不透、热病口渴、阴虚消渴、热泻热痢、脾虚泄泻。

【用法用量】　内服，煎汤 10～15 克或捣汁。外用，捣敷。解表、透疹、生津宜生用，止泻宜煨用。

【禁忌】　表虚多汗、虚阳上亢者慎用。

【成分药理】　葛根含异黄酮成分葛根素、葛根素木糖苷、大豆黄酮、大豆黄酮苷及 β-谷甾醇、花生酸，又含多量淀粉。具有降血脂、抗肿瘤、抗骨质疏松、益智等作用。

【药治】

1. 葛根汤　发汗兼解肌。治太阳病，项背几几，无汗恶风。葛根 12 克、麻黄 9 克（去节）、桂枝 6 克（去皮）、生姜 9 克（切）、甘草 6 克（炙）、芍药 6 克、大枣 12 枚（擘），上七味，以水 1 升，先煮麻黄、葛根，减至 800 毫升，去上沫，纳诸药，再煮取 300 毫升，去滓，每次温服 150 毫升，覆取微似汗（《伤寒论》）。

2. 葛根黄芩汤　退热止咳。治有汗、发热咳嗽。干葛二钱、黄芩二钱、黄连一钱、芍药一钱、石膏一钱、五味子十一粒、甘草五分，水煎服（《赤水玄珠》）。

3. 升麻葛根汤　解肌透疹。治麻疹初起、带状疱疹、单纯性疱疹、腹泻、急性细菌性痢疾等属邪郁肌表，肺胃有热。升麻 30 克、芍药 30 克、炙甘草 30 克、葛根45克。上为粗末，用水一盏半，煎取一中盏，去滓，稍热服，不拘时候，一日二三次。以病气去、身清凉为度。现代用作汤剂，水煎服，用量按原方比例酌减（《太平惠民和剂局方》）。

**【食养】**

1. 桂花葛粉羹　清热生津，解肌发表。可用于发热、口渴、心烦、口舌溃疡等症。葛根磨粉后先用凉开水适量调葛粉，再用沸水冲化葛粉，使之成晶莹透明状，加入桂花糖调拌均匀即成。

2. 葛粉饭　清心醒脾，增长智力。可用于记忆衰退等症。先用开水将凉粟米饭淋湿，加入葛粉拌匀，放入豆豉汁水适量，在旺火上煮熟。适当拌以调味品即可食用。

3. 葛根粉粥　补虚升阳。可用于虚损型心脑血管病症的预防。葛根磨粉，清水泡洗粟米一晚，第二日滤水取出，与葛粉同拌均匀，按常法煮粥，粥成后酌加调味品。

# 黄　精

**【别名】**　龙衔、老虎姜、玉竹黄精。

**【来源】**　为百合科黄精属植物黄精、多花黄精和滇黄精的根茎。除去杂质，洗净，略润，切厚片，干燥，为黄精；取净黄精，照酒炖法或酒蒸法炖透或蒸透，稍晾，切厚片，干燥，为酒黄精。产于黑龙江、吉林、辽宁、河北、山西、陕西、内蒙古、宁夏、甘肃（东部）、河南、山东、安徽（东部）、浙江（西北部）。

**【性味归经】**　性平，味甘，归脾、肺、肾经。

**【功效主治】**　养阴润肺，补脾益气，滋肾填精。用于阴虚劳嗽、肺燥咳嗽、脾虚乏力、食少口干、消渴、肾亏腰膝酸软、精血不足。

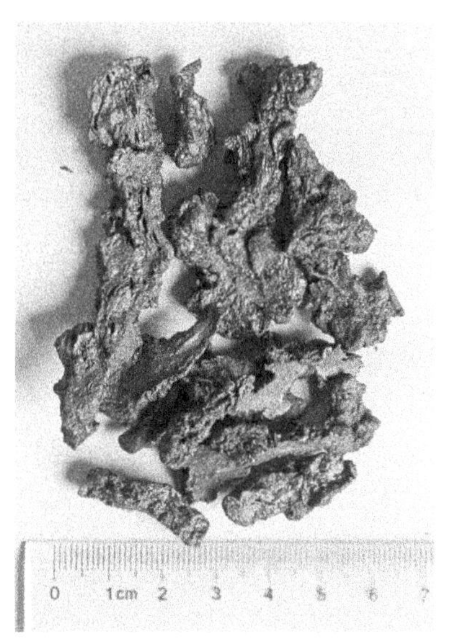

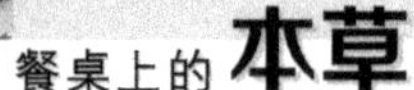

**【用法用量】** 内服，煎汤，10～15克，鲜品30～60克；或入丸、散熬膏。外用，适量，煎汤洗，熬膏涂；或浸酒搽。

**【禁忌】** 中寒泄泻、痰湿痞满气滞者忌服。

**【成分药理】** 黄精的根状茎含甾体皂苷，已分离出2个呋甾烯醇型皂苷和2个螺甾烯醇型皂苷。属于前者的是西伯利亚蓼苷A，14α-羟基西伯利亚蓼苷A；属于后者的是西伯利亚蓼苷B和新巴拉次薯蓣皂苷元-A3-O-β-石蒜四糖苷。具有抗病原微生物、降血脂、延缓衰老、提高学习和记忆再现能力等作用。

**【药治】**

1. 二精丸　助气固精，保镇丹田，活血驻颜，长生不老。可用于容颜早衰，精力不足之人。黄精（去皮）二斤，枸杞子二斤。上两味，于八九月间采取。先用清水洗黄精一味，令净。控干细锉，与枸杞子相和，杵碎拌令匀，阴干再捣，罗为细末，炼蜜为丸，如梧桐子大（《圣济总录》）。

2. 蔓菁子散　补肝气，明目，延年益寿。治眼昏暗不明。蔓菁子一斤（以水淘净）、黄精二斤（和蔓菁子九蒸九晒干）。上药，捣细罗为散。每服二钱，空心以粥饮调下，日午、晚食后以温水再调服（《太平圣惠方》）。

**【食养】**

1. 黄精肉饭　补中益气。可用于心血管系统病。粳米100克、黄精25克、瘦猪肉300克、洋葱150克，料酒、精盐、味精、白糖、葱花、姜末适量。将猪肉洗净切丝，洋葱去老皮洗净切丝，黄精洗净切薄片。炒锅烧热，放入猪肉煸炒至水干，加入料酒、精盐、味精、白糖、葱、姜，煸炒至肉将熟，加入洋葱和适量水，小火焖烧至熟烂。将米洗净入锅，加适量水，大火煮沸时加入黄精，煮至水将收干，倒入肉菜，改为小火焖煮至饭熟即成。

2. 黄精熟地猪脊骨汤　补肾填精。可用于眩晕耳鸣、腰膝酸软、健忘失眠、倦怠神疲等病症。猪脊骨500克、黄精50克、熟地50克，将猪脊骨洗净、斩件。黄精、熟地分别用清水洗净，与猪脊骨一齐放入砂煲内，加清水适量，武火煮沸后，改用文火煲2～3小时，调味供用。

3. 黄精炖猪肉　补肾养血，滋阴润燥。可用于肾虚精亏、肺胃阴虚、脾胃虚弱、病后体弱、产后血虚。黄精60克，猪瘦肉500克，精盐、料酒、葱、姜、胡椒粉适量。将猪肉洗净，放入沸水锅中焯去血水，捞出切成块。黄精洗净切片，葱、姜拍破。将肉、黄精、葱、姜、料酒、盐同放入锅中，注入适量清水用武火烧沸，然后改文火炖至肉熟烂，拣去葱、姜、黄精，用盐、胡椒粉调味即成。

# 桔　梗

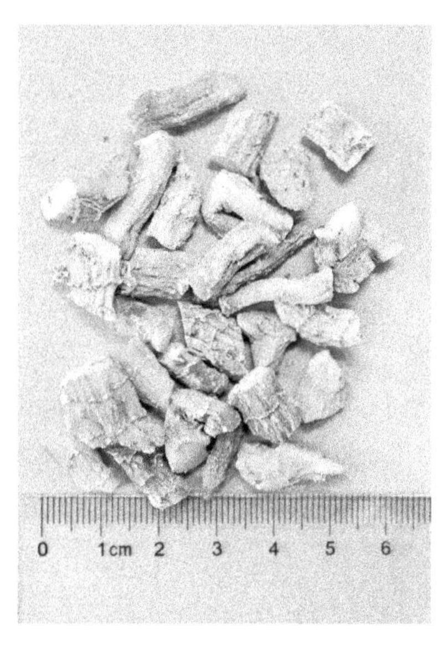

**【别名】**　梗草、苦梗、苦桔梗。

**【来源】**　为桔梗科桔梗属植物桔梗的根。播种后第二、第三年秋季地上部分枯萎后挖根。洗净泥土，刮去外皮，放清水中浸渍2～3小时，捞起，晒干；或去芦切片，晒干。产于东北、华北、华东、华中各省以及广东、广西（北部）、贵州、云南东南部（蒙自、砚山、文山）、四川（平武、凉山以东）、陕西。朝鲜、日本、俄罗斯的远东和东西伯利亚地区的南部也有。

**【性味归经】**　性平，味辛、苦，归肺经。

**【功效主治】**　宣肺利咽，祛痰排脓。用于咳嗽痰多、胸闷不畅、咽痛音哑、肺痈吐脓、疮疡吐脓。

**【用法用量】**　内服，煎汤，3～10克；或入丸、散。外用，烧灰研末敷。

**【禁忌】**　阴虚久咳、咳血者、胃溃疡者慎服。内服过量可引起恶心呕吐。

**【成分药理】**　根含多种皂苷，迄今已分得18种三萜皂苷，如桔梗皂苷A、C、D、$D_2$、$D_3$等。具有祛痰与镇咳、降血糖、抑菌、抑制胃液分泌和抗溃疡的作用。

**【药治】**

1. 银翘散　疏风散热。治温病初起症见身热、咽痛、咳嗽咳痰者。连翘9克、金银花9克、苦桔梗6克、薄荷6克、竹叶4克、生甘草5克、荆芥穗5克、淡豆豉5克、牛蒡子9克、芦根9克（《温病条辨》）。

2. 桑菊饮　疏风散热。治温病初起。桑叶7.5克、菊花3克、杏仁6克、连翘5克、薄荷2.5克、桔梗6克、甘草2.5克、苇根6克。水二杯，煮取一杯，日二服（《温病条辨》）。

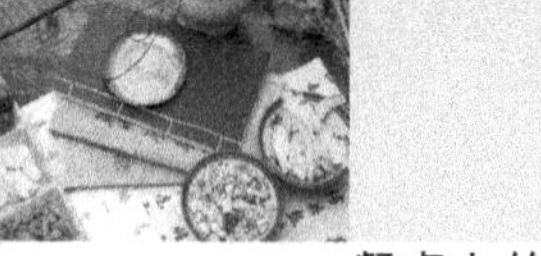

3. 桔梗汤　宣肺利咽，清热解毒。治肺痈，咳而胸满，振寒脉数，咽干不渴，时出浊唾腥臭，久久吐脓如米粥者。桔梗一两，甘草二两。上二味，以水三升，煮取一升，分温再服，则吐脓血也（《金匮要略》）。

**【食养】**

1. 酱桔梗菜　开宣肺气，祛痰排脓。桔梗，酱油，辣椒粉，小青椒，味精，盐，姜，蒜，白糖。泡发好买来的桔梗丝（大概一晚上的时间），洗净后，用手揉搓，使之柔韧。找个容器，放入桔梗丝，小青椒切成小段放入，然后加入辣椒粉，盐，拌均匀加入适量酱油、白糖腌制。吃的时候，盛出一些，撒入些白芝麻、味精、白糖、鲜姜末、鲜蒜末，拌匀即可。

2. 桔梗冬瓜汤　清热化痰。可用于急性支气管炎。冬瓜150克、杏仁10克、桔梗9克、甘草6克，食盐、大蒜、葱、酱油、味精各适量。将冬瓜洗净、切块，放入锅中，加入食油、食盐煸炒后，加适量清水，下杏仁、桔梗、甘草一并煎煮，至熟后。以食盐、大蒜等调味即成。每日1剂，佐餐服食。

3. 桔梗百部萝卜汤　滋阴润燥。可用于春天气候干燥引起的咽喉干燥疼痛、眼睛红赤干涩、鼻腔热烘火辣、嘴唇干裂、食欲不振、大便干燥、小便发黄等"上火"证候。白萝卜1个、生姜3块、百部10克、桔梗6克。将白萝卜、生姜、百部、桔梗切片置锅内。加水一碗，煮沸20分钟，去渣，加入蜂蜜，趁热代茶频饮。

# 生　姜

**【别名】**　姜根、姜皮、百辣云。

**【来源】**　为姜科姜属植物姜的新鲜根茎。10～12月茎叶枯黄时采收。挖起根茎，去掉茎叶、须根。选购时可采用以下方法挑选：望色泽，颜色淡黄，有光泽，姜芽鲜嫩，肉质坚挺，不酥软；闻气味，被硫黄熏蒸过的生姜，可闻到淡淡的硫黄味。

**【性味归经】**　性微温，味辛，归肺、脾、胃经。

**【功效主治】**　解表散寒，温中止呕，温肺止咳，解鱼蟹毒，解药毒。用于外感风寒、肺寒咳嗽、胃寒呕吐。

**【用法用量】**　内服，3～9克。

【禁忌】　热盛及阴虚内热者忌服。

【成分药理】　生姜中含α-姜烯、姜醇、β-水芹烯、芳香醇、α-龙脑、柠檬醛、甲基庚烯酮等，尚含辣味成分姜辣素。具有抗溃疡、保肝、利胆、抗炎、解热、镇痛、镇吐作用。

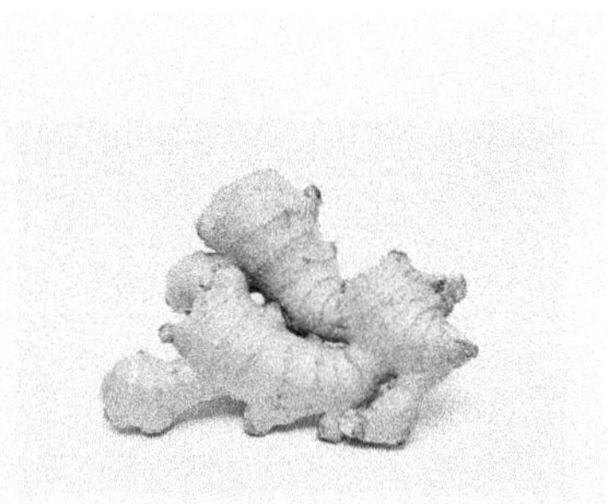

【药治】

1. 生姜汤　消食化痰，宽利胸膈。治酒食所伤，心胸烦满，口吐酸水，呕逆不定，饮食无味，胸膈不快。生姜二斤，白面三斤，炒甘草十三斤，杏仁十斤。上炒盐二十二斤同为末。每服半钱，如茶点吃（《太平惠民和剂局方》）。

2. 橘皮枳实生姜汤　行气开郁，和胃化饮。治胸痹，胸中气塞，呼吸短促，心下硬满，呕吐哕逆。橘皮一斤，枳实三两，生姜半斤。以水五升，煮取二升，分温再服（《金匮要略》）。

3. 当归生姜羊肉汤　温中养血，祛寒止痛。治寒疝，虚劳。当归三两，生姜五两，羊肉一斤。上药以水800毫升，煮取300毫升，分二次温服（《金匮要略》）。

4. 半夏生姜汤　温胃降逆。治胃中有寒之哕逆。生姜（切）15克，半夏（洗）10克。上药用水400毫升，煎至320毫升，去滓，分二次温服（《类证活人书》）。

【食养】

1. 生姜桑椹饮　发汗解表，祛风散寒，降血糖。可用于感冒风寒、糖尿病等症。桑椹20克，生姜10克。生姜洗净，切丝放入茶杯内，加入若干桑椹，冲泡5分钟左右即可。

2. 生姜羊肉粥　暖脾胃，散风寒。可用于脾胃虚寒、食欲不振者。生姜20克，羊肉100克，粳米100克，料酒10克，盐3克，放入锅内，加水适量，煮成粥，加盐少许即成。

3. 红糖姜茶　去除胃寒，暖胃，暖宫。可用于风寒感冒、妇女宫寒痛经、脾胃虚寒者。红糖30克，生姜10克。生姜切丝入锅，放两勺红糖，煮开即可。早晨饮用最佳。

# 山 药

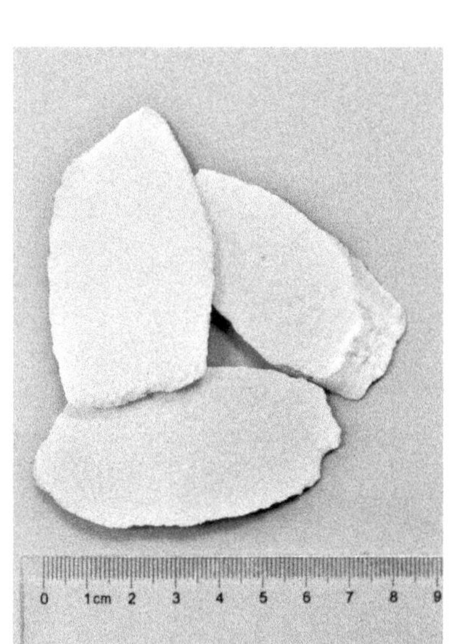

**【别名】** 怀山药、淮山药、土薯。

**【来源】** 为薯蓣科薯蓣属植物山药的块茎。霜降后采挖,洗净,刮去粗皮,晒干或风干,为毛山药;或再次浸软,搓压为圆柱状,磨光,为光山药。润透切片,生用或炒用。产于河南者(古怀庆府)品质最佳,习称"怀山药"。选购时以体重,质坚实,不易折断,断面白色,粉性为佳。

**【性味归经】** 性平,味甘,归脾、肺、肾经。

**【功效主治】** 益气养阴,补脾肺肾,固精止带。用于脾虚证,肺虚证,肾虚证,消渴气阴两虚证。

**【用法用量】** 内服,15～30克。麸炒可增强补脾止泻作用。

**【成分药理】** 山药含淀粉、黏液质、糖蛋白、胆碱、多酚氧化酶、维生素C、甘露聚糖和植酸、山药碱、皂苷、游离氨基酸、淀粉酶等。具有健脾益胃、助消化、降血糖、免疫调节及抗肿瘤、延缓衰老等作用。

**【药治】**

1. 缩泉丸　温肾祛寒,缩尿止遗。治膀胱虚寒证。乌药6克,益智仁9克,山药糊丸。上药入锅内炼成膏,不拘时候服用(《妇人良方》)。

2. 六味地黄丸　滋阴补肾。治肝肾阴虚。熟地黄八钱,山萸肉四钱,干山药四钱,泽泻三钱,牡丹皮三钱,白茯苓(去皮)三钱。上为末,炼蜜为丸,如梧桐子大,每服三丸,空心温水化下(《小儿药证直诀》)。

3. 易黄汤　利湿热,补肾虚,止带下。治妇人黄带。黄柏、芡实、山药、车前子、银杏(《傅青主女科》)。

**【食养】**

1. 山药红枣粥　可用于脾胃虚弱,饮食减少,消化不良以及营血虚亏者。山药60克,大枣30克,粳米适量,加水煮成稀粥,用糖调味服食。

2. 炒扁豆山药粥　可用于食少久泻，食谷不化，小儿疳积等。扁豆60克（炒），山药60克，粳米45克，共煮粥食用。小儿用量酌减。

3. 山药茶　可用于脾胃虚弱，泄泻，食欲不振，虚劳咳嗽，遗精，带下，尿多，久痢。山药10克、花茶3克。用山药的煎煮液250毫升泡茶饮用，冲饮至味淡。

4. 怀山百合鳗鱼　可用于低热烦躁，食欲不振，神疲乏力者。鳗鱼1～2条，怀山药、百合各30克，同放锅内，加葱、姜、料酒，隔水炖熟，调味食用。

# 薤　白

【别名】　薤根、野蒜、苦蒜。

【来源】　为百合科葱属植物小根蒜、藠头、长梗薤白或天蓝小根蒜等的鳞茎。夏、秋二季采挖，洗净，除去须根，蒸透或置沸水中烫透，晒干。生用。选购时以个大、质坚、饱满、黄白色、半透明、不带花茎者为佳。

【性味归经】　性温，味辛、苦，有毒，归心、肺、胃、大肠经。

【功效主治】　通阳散结，行气导滞。用于胸痹心痛，脘腹痞满胀痛，泻痢里急后重。

【用法用量】　内服，5～9克。

【禁忌】　气虚者慎用，不耐蒜味者少食。

【成分药理】　薤白含有蒜氨酸、甲基蒜氨酸及大蒜糖。具有抑菌、预防动脉粥样硬化、抗血小板聚集、降血脂等作用。

【药治】

1. 枳实薤白桂枝汤　通阳散结，祛痰下气。治胸阳不振痰气互结之胸痹。枳实四枚，厚朴四两，薤白半升，桂枝一两，瓜蒌一枚（捣碎），以水五升，先煮枳实、厚朴，取二升，去滓，内诸药，煮数沸，分3次温服（《金匮要略》）。

2. 薤白汤　通阳散结，行气导滞。治

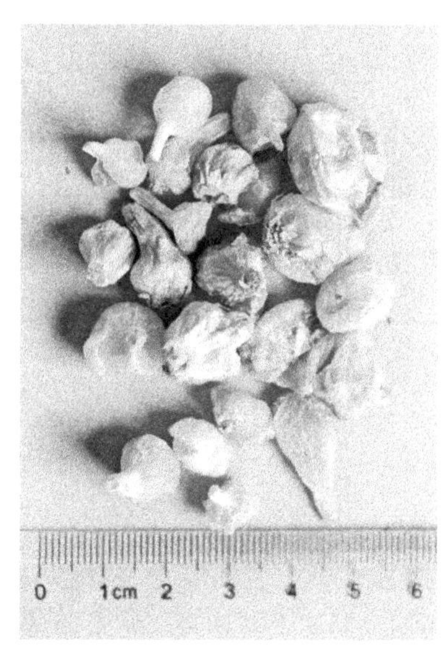

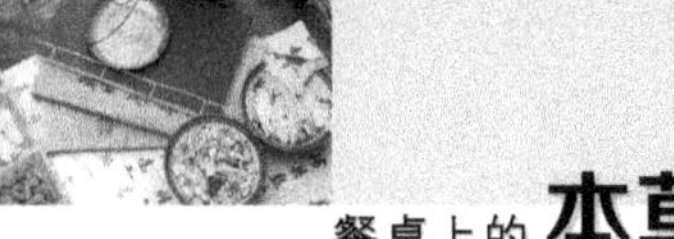

中虚冷，不能饮食，食辄不消，羸瘦等。薤白一斤，枳实三两（炙），大枣十二枚（擘），粳米二合，豉七合。以水七升煮薤，余五升，纳诸药，煮取一升半，分三服。愈止（《普济方》）。

3. 瓜蒌薤白白酒汤　通阳散结，豁痰下气。治胸痹，症见胸背疼痛、痰多喘闷、气短不得卧者。瓜蒌实一枚，薤白半升，白酒七升（适量）。三味同煮，取二升，分温再服（《金匮要略》）。

**【食养】**

1. 薤白粥　可用于冠心病之胸闷不舒或心绞痛，老年人慢性肠炎、菌痢。薤白10～15克，粳米100克。薤白洗净，切成碎米粒状，同粳米放入锅内煮粥，煮熟后油盐调味食用。

2. 瓜蒌薤白茶　可用于胸背疼痛、痰多喘闷等。瓜蒌仁、薤白各8克，半夏4克。研成粗末，冲入沸水、黄酒，盖闷10～20分钟后，即可饮用。

3. 人参薤白粥　可用于中风后遗症。人参10克，薤白12克，鸡蛋（去黄）1个，小米50克。先将人参打碎，加水用文火煎汤，然后加入小米煮粥，粥将成时下鸡蛋清及薤白，煮熟即可。

# 鲜白茅根

**【别名】**　茅针、茅根、兰根。

**【来源】**　为禾本科白茅属植物白茅的根茎。春、秋季采挖，除去须根及鳞片状的叶鞘，洗净，鲜用或扎把晒干。选购时以条粗、色白、味甜者为佳。

**【性味归经】**　性寒，味甘，有毒，归肺、胃、膀胱经。

**【功效主治】**　凉血止血，清热利尿，清肺胃热。用于血热出血证，热淋，水肿，黄疸，胃热呕吐，肺热咳喘。

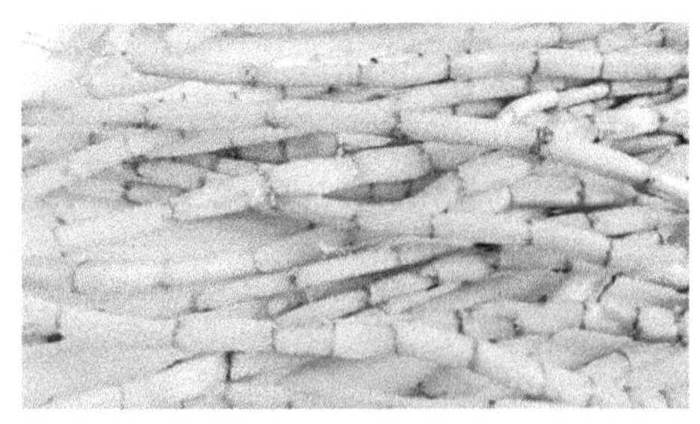

**【用法用量】**　煎汤，30～60克，可捣汁服。

**【禁忌】**　脾胃虚寒，溲多不渴者慎服。

**【成分药理】**　鲜白茅根含糖类化合物：葡萄糖、蔗糖、果糖、木糖等以及淀粉；简单酸类及钾盐：柠檬酸、苹果酸、草酸等；三萜烯：白茅素、芦竹素、羊齿醇等；其他尚含类胡萝卜素类及叶绿素、维生素、白头翁素等。具有显著缩短出血和凝血时间、利尿、抑制细菌作用。

**【药治】**

1. 如神汤　清肺止咳。治肺热咳喘。茅根一握（生用旋采），桑白皮等分。水二盏，煎至一盏，去渣，食后，温服（《太平圣惠方》）。

2. 茅根饮子　清热利尿。治胞络中虚热，时小便如血色。茅根一升，茯苓三两，人参二两，干地黄二两。以水五升，煮取一升五合，去滓，分温五六服，一日食尽（《外台秘要》）。

3. 二鲜饮　清热，凉血，化瘀。治虚劳证，痰中带血。鲜茅根（切碎）四两，鲜藕（切片）四两。煮汁常常饮之，旬日中自愈。若大便滑者，茅根宜减半，再用生山药末30克，调入药汁中，煮作茶汤服之（《医学衷中参西录》）。

**【食养】**

1. 白茅根茶　可用于尿血血淋，小便热涩刺痛等。白茅根、车前子各30克，白糖15克，洗净，捣碎，冲入适量沸水泡闷15分钟，取汁和入白糖，不拘时代茶频饮。每日1剂。

2. 桑菊薄荷茶　可用于风热感冒，头痛，咳嗽，目赤，咽痛，发热，口渴等。桑叶10克，竹叶15～30克，菊花、白茅根各10克，薄荷6克，将上五味药洗净，放入茶壶内，用开水浸泡10分钟，代茶饮。1日内饮尽。

3. 茅根粥　可用于急性肾炎，小便不利，尿血等。鲜白茅根200克，粳米30克，冰糖适量。取鲜茅根去节间小根，洗净切碎入砂锅内煎煮取汁，去渣，入粳米、冰糖煮至粥熟即可。


# 鲜　芦　根


**【别名】**　苇根、芦头、芦柴根。

**【来源】**　为禾本科植物芦苇的根茎。春、夏、秋挖取，洗净泥土，剪去残茎、芽及节上须根，剥去膜状叶，或埋于湿沙中以供鲜用。选购时宜以条粗壮、黄白色、有光泽、无须根、质嫩者为佳。

**【性味归经】**　性寒，味甘，归肺、胃经。

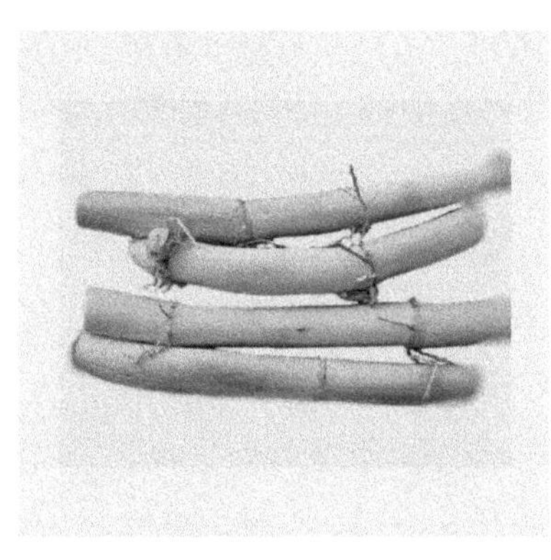

【功效主治】　清热泻火，生津止渴，除烦，止呕，利尿。用于热病烦渴、胃热呕吐、肺热咳嗽、肺痈吐脓、热淋涩痛。

【用法用量】　内服，30～60克。

【禁忌】　脾胃虚寒者慎服。

【成分药理】　含薏苡素、蛋白质、脂肪、碳水化合物、天门冬酰胺、苜蓿素等。具有解热、镇静、镇痛、降血压、降血糖、抗氧化及雌性激素样作用。

【药治】

1. 二鲜饮　清热解暑，生津止渴。治外感热病，肺胃津伤，身热不退，心烦口渴。鲜芦根90克，鲜竹叶30克。水煎服（《蒲辅周医疗经验》）。

2. 芦根饮子　益气养阴，清胃降逆。治脾胃积热，耗气伤阴，胸膈烦壅，呕哕不下食。芦根（锉）60克、麦冬（去心）90克、人参（去芦头）30克、黄芪30克、陈橘皮（汤浸，去白、瓤，焙）30克、淡竹茹30克（《太平圣惠方》）。

3. 芦根汤　清肺热，泻脾火。治脾肺之热熏目，赤痒生翳。芦根（锉）、木通（锉）各45克，栀子仁、桔梗、黄芩（去黑心）、甘草（炙）各30克。用水300毫升，煎至150毫升，去滓，入地黄汁少许，再煎沸，温服，不拘时候（《圣济总录》）。

【食养】

1. 鲜芦根粥　可用于妇女白带量多、体质虚弱等。鲜芦根100克、青皮5克、粳米100克、生姜2片。将鲜芦根洗净后，切段，与青皮同放入锅内，加适量冷水，浸泡30分钟后，武火煮沸，改文火煎20分钟。捞出药渣，加入洗净的粳米，煮至粳米开花，最后放入生姜，1日分2次温服。

2. 五汁饮　可用于肺胃有热烦渴，或肺燥干咳等。梨汁30克，荸荠汁、藕汁各20克，麦冬汁10克，鲜芦根汁25克。将5种汁放入锅内，加水适量，置大火上烧沸，改小火煮30分钟即可。

3. 芦根茶　可用于咽燥咳嗽，咯痰清稀，全身不适，微有畏寒。芦根30克，鲜萝卜40克，葱白12克，青橄榄6枚。上药切碎，纳入热水瓶中，冲入沸水适量，盖闷约15分钟。频频饮用，于1日内饮尽。

4. 青果芦根茶　可用于水痘。青果30克，芦根60克。将青果捣碎，芦根切碎，加适量水煎煮，去渣取汁，代茶饮用。

# 玉　竹

【别名】　玉术、王马、节地。

【来源】　为百合科黄精属植物玉竹的根茎。秋季采挖，洗净，晒至柔软后，反复揉搓，晾晒至无硬心，晒干。或蒸透后，揉至半透明，晒干，切厚片或段用。选购时以条长、肥壮、色黄白光润、半透明、味甜者为佳。

【性味归经】　性微寒，味甘，归肺、胃经。

【功效主治】　养阴润燥，生津止渴，养心阴，清心热。用于肺阴虚证、胃阴虚证、热伤心阴之烦热多汗、惊悸等证

【用法用量】　内服，6～12克。

【禁忌】　痰湿气滞、脾虚便溏者慎服。

【成分药理】　玉竹含甾体皂苷、黄酮及其糖苷微量元素、氨基酸及其他含氮化合物，尚含有黏液质、维生素A样物质等。具有降血糖、降血脂、缓解动脉粥样斑块形成、抗氧化等作用。

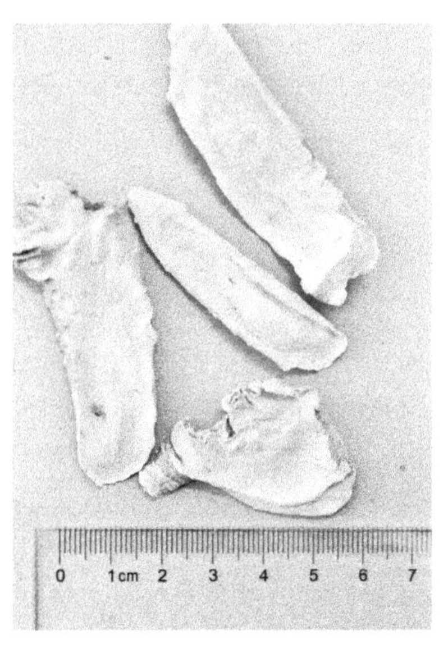

【药治】

1. 玉竹麦门冬汤　养阴润燥，益胃生津。治秋燥伤胃阴。玉竹三钱，麦冬三钱，沙参二钱，生甘草一钱。水五杯，煮取二杯，分二次服（《温病条辨》）。

2. 益胃汤　益胃生津，润肺止咳。治阳明温病，下后汗出，当复其阴。枸沙参三钱，麦冬五钱，冰糖一钱，细生地五钱，玉竹一钱五分（炒香）。水五杯，煮取二杯，分二次服，渣再煮一杯服（《温病条辨》）。

3. 沙参麦冬汤　甘寒生津，清养肺胃。治燥伤肺胃，津液亏损，症见口渴咽干，或干咳少痰，舌红少苔，脉细数者。沙参9克，玉竹6克，生甘草3克，冬桑叶4.5克，麦冬9克，生扁豆4.5克，天花粉4.5克。用水1升，煮取400毫升，

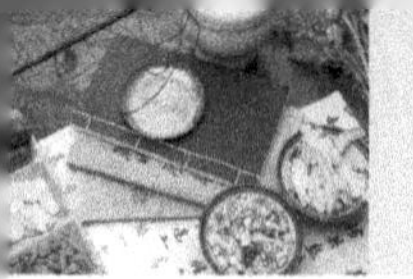

日服二次（《温病条辨》）。

**【食养】**

1. 玉竹山药黄瓜汤　养阴润燥，生津止渴。可用于阴虚津亏，症见烦渴多饮，消瘦易饥，口干口臭者。玉竹15克，山药15克，黄瓜100克，同放入锅内，加入适量的水和食盐，用武火烧沸，再改用文火煮30分钟即可食用。

2. 玉竹粥　滋阴润肺，生津止渴。可用于肺燥阴虚，干咳少痰或无痰，或高热病后，烦渴，口干舌燥，手足心热等。玉竹15克（鲜者加倍），大米100克，冰糖适量。将玉竹水煎取汁，加大米煮为稀粥，调入冰糖，再煮一二沸即成，每日1剂。

3. 玉竹瘦肉汤　养阴，润肺，止咳。可用于肺胃阴液不足出现口干咽燥，干咳无痰者。玉竹15克，猪瘦肉100克，加清水四碗，煎至两碗，用食盐、味精调味即可。

# 六、全草类

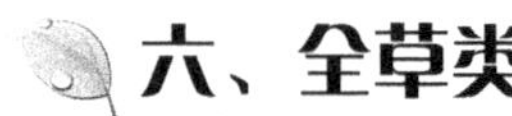

## 藿　香

**【别名】**　合香、苍告、山茴香。

**【来源】**　为唇形科藿香属植物藿香的地上部分。广藿香的干燥地上部分可入药。枝叶茂盛时采割，日晒夜闷，反复至干。炮制时，除去残根和杂质，先抖下叶，筛净另放；茎洗净，润透，切段，晒干，再与叶混匀。

**【性味归经】**　性微温，味辛，归脾、胃、肺经。

**【功效主治】**　芳香化浊，和中止呕，发表解暑。用于湿浊中阻，脘痞呕吐，暑湿表证，湿温初起，发热倦怠，胸闷不舒，寒湿闭暑，腹痛吐泻，鼻渊头痛。

**【用法用量】**　内服，5～9克。

**【禁忌】**　阴虚火旺、邪实便秘者慎服。

**【成分药理】**　广藿香含挥发油约1.5％，油中主成分为广藿香醇，占52%～57%；其他成分有苯甲醛、丁香油酚、桂皮醛广藿香萘醇、广藿香吡啶、表愈创吡啶。具有抑真菌、解痉、镇痛、镇吐、镇静、推进胃肠蠕动、增强胃肠道的吸收功能等作用。

**【药治】**

1. 回生散　治霍乱吐泻。陈皮（去白）、藿香叶（去土）。上等分，每服五钱，水一盏半，煎至七分，温服，不拘时候（《百一选方》）。

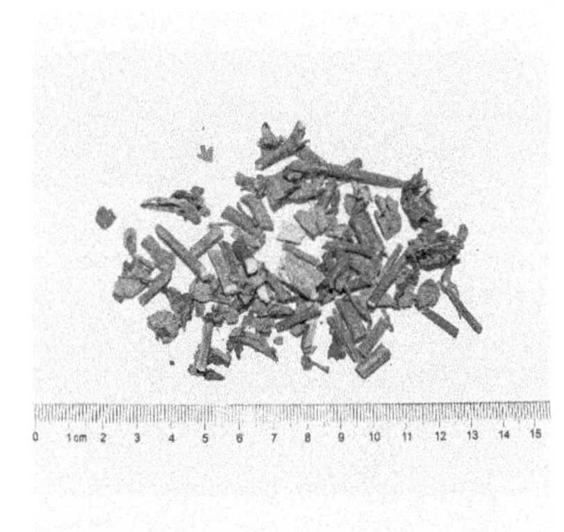

2. 藿香散　治疟。高良姜、藿香各半两。上为末，均分为四服，每服以水一碗，煎至一盏，温服，未定再服（《鸡峰普济方》）。

3. 治胎气不安，气不升降，呕吐酸水　香附、藿香、甘草各二钱。为末，每服二钱，入盐少许，沸汤调服之（《太平圣惠方》）。

**【食养】**

1. 藿香烧鱼　可用于感暑湿、寒湿、湿温及湿阻中焦所致寒热头昏、胸脘痞闷、食少身困、呕吐泄泻。将鲇鱼切片、腌制0.5小时。藿香取叶，切成条。将鱼肉煮熟后，放入一部分葱花和藿香，煮至断生，出锅装盘，表面撒上剩下的葱花和藿香。

2. 香酥藿香　祛暑解表，化湿和脾，理气和胃。取新鲜藿香叶10片，洗净待用。鸡蛋一个打入碗中，加入面粉和适量的水、食盐调成蛋粉糊状。藿香叶过一层蛋粉糊后进行油炸，捞起炸定形的藿香叶，将成形的藿香叶倒入沸腾的油锅中复炸，炸至金黄即可。

3. 藿香甜粥　软糯香甜，藿香味浓，又可化湿行气，解表祛暑。藿香叶50克洗净，放至锅里煮至水色变绿。在2 000克清水中加入糯米100克、粳米200克，用中小火熬至浓稠，加入先前准备好的藿香汁再煮一会儿，放入白糖搅匀即可。


# 马　齿　苋


**【别名】**　马踏菜、马苋菜。

**【来源】**　为马齿科马齿苋属植物马齿苋的全草。马齿苋是1次播种多次采收，采收是挑采。采摘应在花前，以保持茎叶鲜嫩，新长出的小叶是最佳的

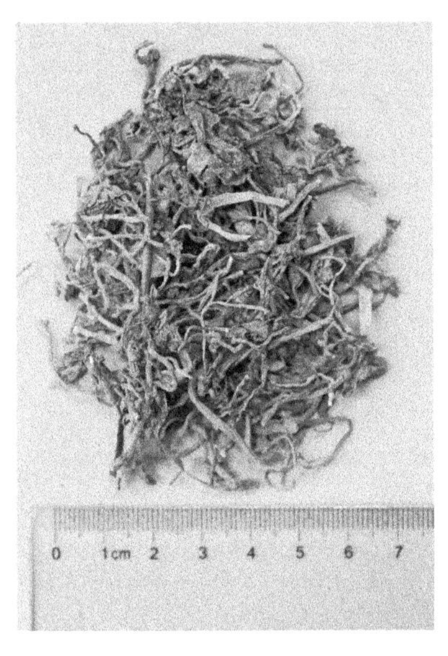

食用部分。嫩茎的顶端可连续掐取，掐取中上部，留茎基部抽生新芽使植株继续生长，直至霜降。采收时也可间拔，收大留小。

【性味归经】　性寒，味酸，归肝、大肠经。

【功效主治】　清热解毒，凉血止血。主治痢疾，肠炎，肾炎，产后子宫出血，便血，丹毒等病症。

【用法用量】　内服，9～15克，鲜品30～60克。外用适量捣敷患处。

【禁忌】　马齿苋为寒凉之品，脾胃虚弱、受凉引起腹泻、大便泄泻及孕妇忌食；忌与胡椒、该粉同食；不宜与甲鱼同食，否则会导致消化不良、食物中毒等症。

【成分药理】　全草含大量去甲基肾上腺素和多量钾盐（氯化钾、硝酸钾、硫酸钾等，以氧化钾计算，鲜草含钾盐1%，干草含钾盐17%）。具有抗菌，收缩血管，收缩平滑肌等作用。

【药治】

1. 治赤根疔　捣马牙齿末，腊月猪脂和敷之，拔根出，亦烧灰用（《千金方》）。

2. 治虫牙作痛　马牙一枚煅热投醋中七次，待冷含之（《唐瑶经验方》）。

3. 治疗肿未破　白马齿烧灰。先以针刺破乃封之，用湿面围肿处，醋洗去之，根出（《肘后方》）。

4. 治内痛未作头者　马牙灰和鸡子涂之，干则易（《千金方》）。

【食养】

1. 凉拌马齿苋　具有清热止痢，乌发美容的功效。可作为湿热痢疾、白癜风患者和因缺铜元素而造成白发患者的辅助食疗菜肴。鲜嫩马齿苋500克，蒜瓣适量。将马齿苋去根、去老茎，洗净后下沸水锅体透捞出；用清水多次洗净黏液，切段放入盘中；将蒜瓣捣成蒜泥，浇在马齿苋上，倒入酱油，淋上麻油，食时拌匀即成。

2. 马齿苋粥　具有清热解毒,健脾养胃的功效。适用于肠炎,痢疾,泌尿系统感染,疮痈肿毒等病症。鲜马齿苋100克,粳米50克,葱花5克。将马齿苋去杂洗净,入沸水中掉片刻,捞出洗去黏液,切碎;油锅烧热,放入葱花煸香,再投马齿苋,加精盐炒至入味,出锅待用;将粳米淘洗干净,放入锅内,加适量水煮熟,放入马齿苋煮至成粥,出锅即成。

3. 马齿苋炒鸡丝　具有健脾益胃,解毒消肿的功效。对脾虚不欲饮食,疮疖肿毒,小便不利等病症患者有一定的辅助食疗作用。鲜马齿苋400克,鸡脯肉100克,葱、姜末各10克,蛋清1枚。将马齿苋择洗干净,沥水备用。鸡脯肉切细丝,放碗内,加盐、味精、料酒抓匀,再放蛋清、湿淀粉抓匀。炒勺置中火上,加油烧至五成热,下鸡丝划散,倒入漏勺沥油。炒勺置旺火上,加油烧至七成热时,煸葱、姜末,下马齿苋、料酒、清汤,炒至断生,下盐、味精、鸡丝炒匀,再放湿淀粉勾薄芡,最后淋香油,装盘即可。

# 蒲 公 英

【别名】　黄花地丁、婆婆丁。

【来源】　本品为菊科植物蒲公英、碱地蒲公英,或同属数种植物的干燥全草。春至秋季花初开时采挖,除去杂质,洗净晒干。

【性味归经】　性寒,味苦、甘,归肝、胃经。

【功效主治】　清热解毒,消肿散结,利尿通淋。用于疗疮肿毒,乳痈,瘰疬,目赤,咽痛,肺痈,肠痈,湿热黄疸,热淋涩痛。

【用法用量】　内服,9～15克,外用鲜品适量捣敷或煎汤熏洗患处。

【禁忌】　阳虚外寒、脾胃虚弱者慎服。

【成分药理】　含蒲公英甾醇、胆碱、菊糖、果胶;蒲公英醇、豆甾醇、β-香树脂醇、β-谷甾醇、蒲公英赛醇、蒲公英素、蒲公英苦素和维生素A、维生素B、维生素C等。具有抗病原微生物作用,保肝、利胆,抗胃溃疡,

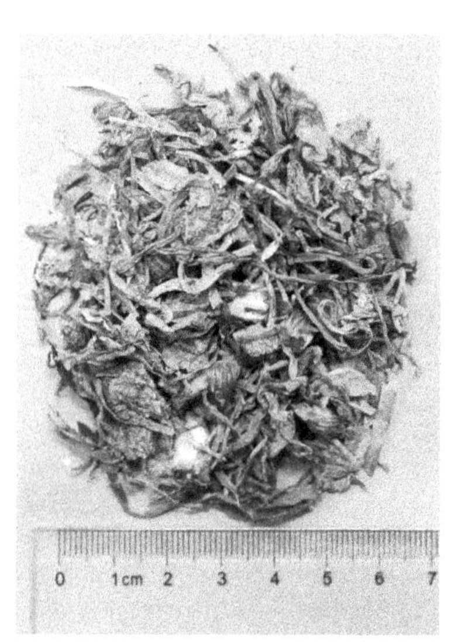

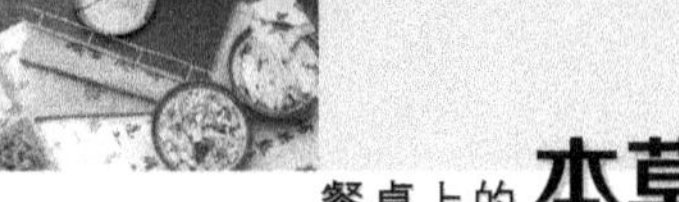

提升免疫力等作用。

【药治】

1. 治乳癌　蒲公英（洗净细锉），忍冬藤同煎浓汤，入少酒佐之，服罢，随手欲睡，是其功也（《本草衍义补遗》）。

2. 治急性乳腺炎　蒲公英二两，香附一两。每日1剂，煎服2次（《中草药新医疗法资料选编》）。

3. 治瘰疬结核，痰核绕项而生　蒲公英三钱，香附一钱，羊蹄根一钱五分，山慈菇一钱，大蓟独根二钱，虎掌草二钱，小一支箭二钱，小九古牛一钱。水煎，点水酒服（《滇南本草》）。

【食养】

1. 蒲公英炒肉丝　清热解毒，利尿散结。可用于疔毒疮肿、瘰疬、目赤、便血、便秘、咳嗽、消渴、胃炎、感冒等病症。蒲公英250克，猪肉100克。将蒲公英去杂洗净，入沸水锅焯一下，捞出洗净，挤水切段。猪肉洗净切丝。将料酒、精盐、味精、酱油、葱、姜同放碗中搅匀成料汁。锅烧热，下肉丝煸炒，加入料汁炒至肉熟而入味，投入蒲公英炒至入味，出锅即成。

2. 蒸蒲公英　清热解毒。可用于黄疸、目赤、小便不利、大便秘结等症。蒲公英500克（250克也可以做），面粉若干（视情况而定）。将蒲公英洗净，切碎，这时不要直接加面粉，应将蒲公英控一下水分。待蒲公英水分控的差不多时，开始加入面粉，面粉和蒲公英一起拌匀。蒸锅里放上笼布，然后把拌好的蒲公英和面粉均匀的铺在笼布上。在蒸的过程中，为防止太黏，可以加少量的油，40～50分钟。出锅，盛在盆里，加入各种作料，即可。

3. 蒲公英茵陈红枣汤　治疗急性黄疸型肝炎的上等辅疗药物。蒲公英50克，茵陈50克，大枣10枚，白糖50克，制成汤即可。


# 小　蓟


【别名】　刺儿菜、青青草、蓟蓟草、刺狗牙、刺蓟。

【来源】　本品为菊科植物刺儿菜的干燥地上部分（带花全草）。夏、秋二季花开时采割，除去杂质，晒干。

【性味归经】　性凉，味甘、苦，归心、肝经。

【功效主治】　凉血止血，祛瘀消肿。用于衄血，吐血，尿血，便血，崩漏下血，外伤出血，痈肿疮毒。

【用法用量】　内服，全草4.5～9克；根状茎；鲜品30～60克。外用鲜品适量，捣敷患处。

【禁忌】　脾胃虚寒而无瘀滞者慎服。

【成分药理】　主要含生物碱、黄酮、三萜以及简单酚酸。其中止血活性成分有刺槐素-7-鼠李糖苷、芸香苷、咖啡酸、绿原酸、原儿茶醛以及蒲公英甾醇等。可收缩血管，

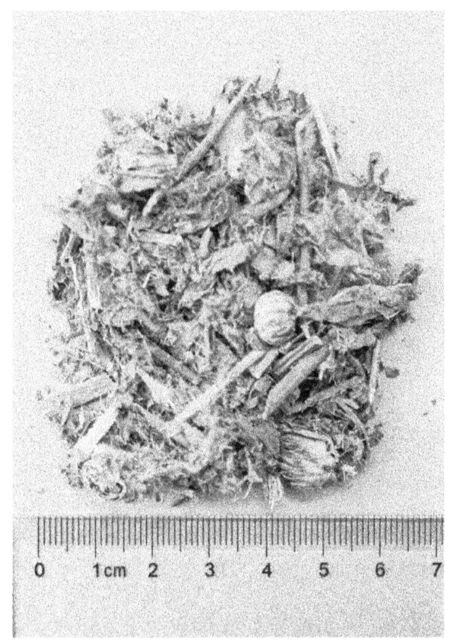

升高血小板数目，促进血小板聚集及增高凝血酶活性，抑制纤溶，从而加速止血。也可有兴奋心脏，升压作用。

【药治】

1. 清心散　治舌上出血兼治大衄。刺蓟一握研绞取汁，以酒半盏调服。如无生汁，只捣干者为末，冷水调下15克（《圣济总录》）。

2. 小蓟饮　治妊娠胎堕后出血不止。小蓟根叶（锉碎）、益母草（去根、切碎）各250克，以水三大碗，煮二味烂熟去滓至一大碗，将药于铜器中煎至一盏，分作二服，日内服尽（《圣济总录》）。

3. 凉血五汁饮　治血热吐血，口干而渴。鲜藕、鲜地黄、鲜小蓟根、鲜牛蒡根各等分。绞汁，每次1杯，加蜂蜜1匙，搅和均匀，不拘时少少饮之（《太平圣惠方》）。

【食养】

1. 小蓟锅巴茶　小蓟炭30克，糯米锅巴50克。取小蓟炭、糯米锅巴共入锅，加入适量清水，大火煮沸，转小火熬15分钟，去渣取汁，代茶饮。本品凉血、止血。

2. 小蓟炖肉　小蓟30克，猪瘦肉250克。猪瘦肉洗净切块，与小蓟草共放锅内，加水适量，放入适量盐、料酒，一起炖煮至肉熟烂即成。本品可滋阴补虚、凉血祛瘀。

3. 小蓟粥　小蓟100克开水余过，冷水过凉，切细。大米50克冷水浸泡

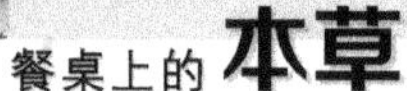

30分钟。取砂锅煮粥，粥将成时加入小蓟。最后加盐调味，撒上葱末，淋上香油即可。

# 香 薷

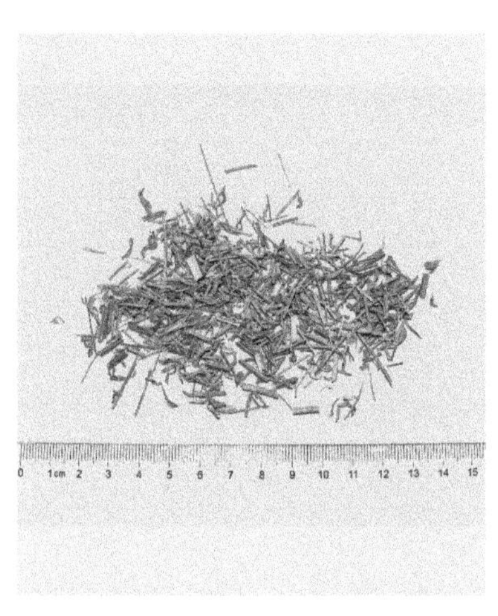

**【别名】** 香菜、香草、香茹。

**【来源】** 本品为唇形科植物石香薷的干燥地上部分。夏、秋二季茎叶茂盛、果实成熟时采割除去杂质，晒干。

**【性味归经】** 性微温，味辛，归肺、胃经。

**【功效主治】** 发汗解表，化湿和中，利水消肿。主治夏月感寒饮冷，头痛发热，恶寒无汗，胸痞腹痛，呕吐腹泻，水肿，脚气。

**【用法用量】** 内服，3～9克。用于发表，量不宜过大，且不宜久煎；用于利水消肿，量宜稍大，且须浓煎。

**【禁忌】** 表虚者慎服。

**【成分药理】** 海州香薷含挥发油，密花香薷含有挥发油0.3%，其中主成分为香薷二醇。还含甾醇、酚性物质和黄酮苷。具有抗病毒、抑菌作用。

**【药治】**

1. 香薷汤　治脾胃不和，胸膈痞滞，内感风冷，外受寒邪，憎寒壮热，身体疼痛，肢节倦怠，霍乱呕吐，脾疼翻胃，中酒不醒，四时伤寒头痛。香薷（去土）二两，甘草（炙）半两，白扁豆（炒）、厚朴（去皮，姜汁炒）、茯神各一两。上为细末。每服二钱沸汤，入盐点服（《太平惠民和剂局方》）。

2. 香薷二豆饮　化湿消暑。治中暑发热，暑湿吐泻等。白扁豆30克，香薷15克，扁豆花5朵，将三者水煎取汁频饮，每日1剂。

3. 刺五加香薷饮　化湿降脂。刺五加、香薷各10～15克，煎服，每日2次，连用10日。

**【食养】**

1. 香薷薄荷茶　清热除烦，利尿清心。可用于心烦尿赤，口干口苦。香薷、薄荷、淡竹叶各5克,车前草10克,水煎代茶饮。

2. 香薷粥　发汗解表,祛暑化湿,利水消肿。可用于夏季外感于寒,内伤暑湿所致的暑湿表症,水肿,小便不利等。香薷10克,大米100克,白糖适量。将香薷择净,放入锅中,加清水适量,水煎取汁,加大米煮粥,待熟时调入白糖,再煮一二沸即成,每日1～2剂,连续3～5日。

# 鱼　腥　草

**【别名】**　侧耳根、猪鼻孔、臭草、鱼鳞草。

**【来源】**　本品为三白草科植物蕺菜的干燥地上部分。夏季茎叶茂盛花穗多时采割,除去杂质,晒干。

**【性味归经】**　性微寒,味辛,归肺经。

**【功效主治】**　清热解毒,消痈排脓,利尿通淋。用于肺痈吐脓,痰热喘咳,热痢,热淋,痈肿疮毒。

**【用法用量】**　15～25克,不宜久煎;鲜品用量加倍,水煎或捣汁服。外用适量,捣敷或煎汤熏洗患处。

**【禁忌】**　虚寒证及阴性疮疡慎服。

**【成分药理】**　鱼腥草地上部分含挥发油、内含抗菌有效成分癸酰乙醛,月桂醛、α-蒎烯和芳樟醇,前两者并有特异臭气。

**【药治】**

1. 治病毒性肺炎,支气管炎,感冒　鱼腥草、厚朴、连翘各15克。研末,桑枝50克,煎水冲服药末(《江西草药》)。

2. 治肺痈吐脓吐血　鱼腥草、天花粉、侧柏叶等分。煎汤服之(《滇南本草》)。

3. 复方鱼腥草片　具有清热解毒的作用,用于外感风热引起咽喉疼痛、扁桃体炎等。由鱼腥草、黄芩、板蓝根、连翘组成。

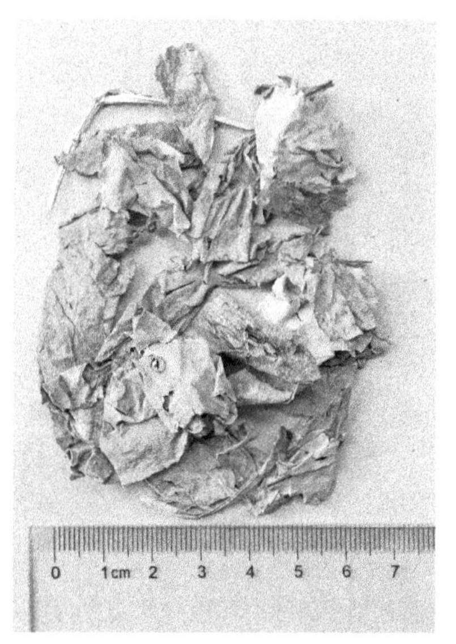

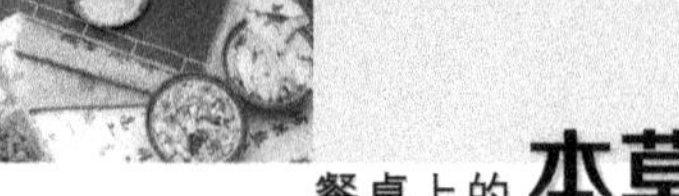

**【食养】**

1. 鱼腥草炒鸡蛋　清热解毒，滋阴。鲜鱼腥草150克，鸡蛋4个，葱花、盐、油各适量。先将鱼腥草去杂洗净，切小段，鸡蛋磕入碗内搅匀。锅内油烧热，投入葱花煸香，放入鱼腥草爆炒几下，倒入鸡蛋一起煸炒至成块，加入适量水和盐，炒至鸡蛋熟而入味即可。

2. 凉拌鱼腥草　鱼腥草抗病原微生物，具有增强单核巨噬细胞活性、提高非特异性免疫和抗过氧化等作用。先将鱼腥草洗净，切成约3厘米长的段，加入盐、黄酒、香油、味精等调料，拌匀即可食用。

3. 鱼腥草炖排骨　此膳适宜于肺热咳嗽、痰黄稠，以及肺痈咯吐脓血等。先将鱼腥草洗净煎煮取液，将猪排骨放入砂锅内，加料酒，倒入鱼腥草液炖煮，排骨炖熟后，加入盐、味精。饮汤食肉，每周炖食2次。

# 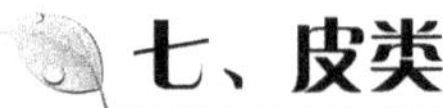 七、皮类

## 陈　皮

**【别名】**　橘皮、贵老、黄橘皮、红皮。

**【来源】**　为芸香科植物福橘或朱橘等多种橘类的果皮。10月以后采摘成熟果实，剥取果皮，阴干或晒干。主产于四川、浙江、福建。此外，江西、湖南等地亦产。以皮薄、片大、色红、油润、香气浓者为佳。

**【性味归经】**　性温，味辛、苦，归脾、肺经。

**【功效主治】**　理气，调中，燥湿，化痰。治胸腹胀满，不思饮食，呕吐哕逆，咳嗽痰多。亦解鱼、蟹毒。

**【用法用量】**　内服，煎汤，3～9克。

**【禁忌】**　吐血证慎服。

**【成分药理】**　福橘果皮含挥发油，其中主要为柠檬烯。温州蜜橘果皮亦含挥发油，油中含异丙烯基甲苯、δ-榄香烯、α-玷巴烯、α-葎草烯、β-葎草烯、β-倍半水芹烯、乙酸-α-葎草烯醇酯和甜香味极佳的乙酸孟二烯-1，8-醇-10-酯。果皮中另含橙皮苷、胡萝卜素、隐黄素、维生素C、维生素$B_1$和果胶。

各种橘皮均含挥发油,且多含黄酮苷（如橙皮苷）等成分。可改善心脏收缩力,橙皮苷可拮抗肾上腺素引起的血管收缩,有抑菌、抗溃疡、利胆作用。

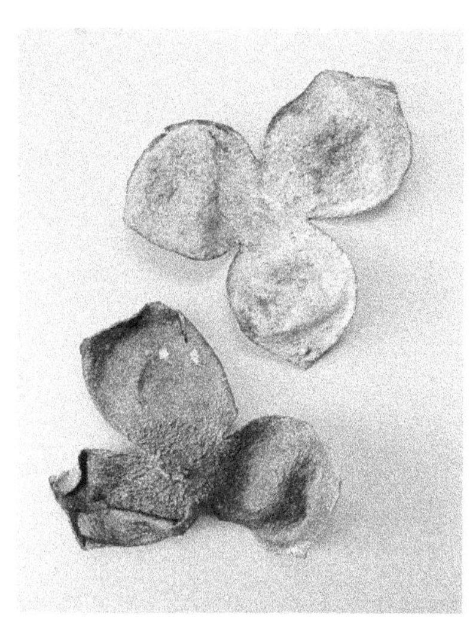

**【药治】**

1. 宽中丸　健脾行气宽中。治脾胃不调,冷气暴折,客乘于中,寒则气收聚,聚则壅遏不通,是以胀满,其脉弦迟。黄橘皮四两,白术二两。上为细末,酒糊和丸如桐子大,煎木香汤下三十丸,食前服（《鸡蜂普济方》）。

2. 橘皮竹茹汤　降逆止呃,益气清热。治哕逆。橘皮二升,竹茹二升,大枣三十枚,生姜半斤,甘草五两,人参一两。上六味,以水一斗,煮取三升,温服一升,日三服（《金匮要略》）。

3. 橘皮汤　行滞,止呕。治干呕哕,手足厥者。橘皮四两,生姜半斤。上二味,以水七升,煮取三升,温服一升（《金匮要略》）。

4. 橘皮枳实生姜汤　降气通痹。治胸痹,胸中气塞短气。橘皮一斤,枳实三两,生姜半斤。上三味,以水五升,煮取二升,分温再服（《金匮要略》）。

5. 橘连丸　健脾消疳。治疳瘦。陈橘皮一两,黄连一两五钱（去须,米泔浸一日）。上为细末,研入麝香五分,用猪胆七个,分药入在胆内,浆水煮,候临熟,以针微扎破,以熟为度,取出以粟米粥和丸绿豆大,每服十丸至二三十丸,米饮下,量儿大小与之,无时。久服消食和气,长肌肉（《小儿药证直诀》）。

**【食养】**

1. 橘皮粥　健脾养胃,行气消胀。可用于胸腹胀满或咳嗽痰多的人。在熬大米粥时,在粥烧滚前,放入几小块干净的橘子皮,等粥煮熟后食用。

2. 橘皮茶　开胃,通气,提神。可用于长期伏案工作,胃口不开,精神倦怠之人。把清洗干净的橘子皮切成丝、丁或块,用时可以单独用开水冲泡,也可以和茶叶一起饮。

3. 橘皮酒　清肺化痰。可用于长期抽烟,咳嗽痰多之人。把洗净晒干的橘子皮适量浸泡在白酒中,大约20日之后就可以饮用。如果浸泡时间稍长,酒味更佳。

# 肉　桂

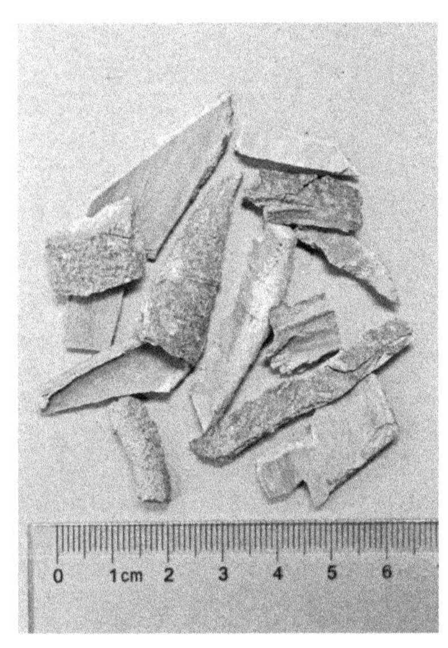

**【别名】**　玉桂、牡桂、玉树、大桂。

**【来源】**　为樟科樟属植物肉桂的干皮、枝皮。用肉桂皮从茎和枝条剥取，搁置干燥后，卷曲成卷。有的品种则为刮取。刮取者薄而为亮红褐色，未刮过的树皮厚而为灰色。肉桂粉浅红褐色。中国产肉桂的香味稍逊于越南和印度尼西亚产者，三者均具芳香，味甜而辣。

**【性味归经】**　性热，味辛、甘，归肾、脾、心、肝经。

**【功效主治】**　治命门火衰，肢冷脉微，亡阳虚脱，腹痛泄泻，寒疝奔豚，腰膝冷痛，经闭癥瘕，阴疽，流注，及虚阳浮越，上热下寒。

**【用法用量】**　内服：煎汤，2～5克，不宜久煎；研末，0.5～1.5克；或入丸剂。外用：适量，研末，调敷；浸酒，涂擦。

**【禁忌】**　有小毒，用量不宜过大。

**【成分药理】**　含挥发油（桂皮油）、桂皮醛、桂皮酸。具有改善心功能、扩张血管、抗心肌炎、增强消化系统功能、抗溃疡、抑制胃肠运动；兴奋内分泌系统功能；抗炎、镇痛等作用。

**【药治】**

1. 肾气丸　补肾助阳。治肾阳不足证。腰痛脚软，身半以下常有冷感，少腹拘急，小便不利，或小便反多，入夜尤甚，阳痿早泄，舌淡而胖，脉虚弱，尺部沉细或沉弱而迟，以及痰饮、水肿、消渴、脚气、转胞等。牡丹皮、白茯苓、泽泻各三两，熟干地黄八两，山茱萸、山药各四两，附子（炮，去皮、脐）、肉桂（去粗皮）各二两。上为末，炼蜜丸如梧子大。每服十五丸至二十五丸，温酒下。空心食前，日二服（《金匮要略》）。

2. 右归丸　温补肾阳，填精止遗。治肾阳不足，命门水衰，腰膝酸冷，精神不振，怯寒畏冷，阳痿遗精，大便溏薄，尿频而清。大怀熟地八两，山药（炒）四两，山茱萸（微炒）三两，枸杞（微炒）四两，鹿角胶（炒珠）四两，菟丝子（制）四两，杜仲（姜汤炒）四两，当归三两（便溏勿用），肉桂二两（渐可加至四两），制附子二两（渐可加至五六两）。上药先将熟地蒸烂杵膏，加炼蜜丸如弹子大，每嚼服二三丸，以滚白汤送下（《景岳全书》）。

3. 桂心散　益心脾，补气血。桂心一两，高良姜一两（锉），当归一两（锉，微炒），草豆蔻一两半（去皮），厚朴二两［去粗皮，涂生姜汁（炒）令香熟］，人参一两（去芦头）。上件药，捣筛为散，每服三钱，以水一中盏，煎至六分，去滓，不计时候，稍热服（《太平圣惠方》）。

**【食养】**

1. 羊肉肉桂汤　温中健胃，暖腰膝。可用于腹冷、气胀等。将6克桂皮放在500克左右的炖肉中，炖熟之后，吃肉喝汤皆可。

2. 肉桂红糖茶　可用于月经来潮时腹胀痛，或妇女产后腹痛。桂皮3～6克，红糖12克，水煎去渣，分2次温服。

3. 肉桂膏　可用于小儿腹泻。桂皮6克，丁香6克，共研细末，放入膏药中，贴患儿肚脐。

# 八、其他类

## 阿　胶

**【别名】**　盆覆胶、驴皮胶。

**【来源】**　本品为马科动物驴的皮经熬煮、浓缩而成。

**【性味归经】**　性平，味甘，归肝、肺、肾经。

**【功效主治】**　补血滋阴，润燥，止血。用于血虚萎黄，眩晕心悸，心烦不眠，肺燥咳嗽。

**【用法用量】**　烊化兑服，3～9克。

**【禁忌】**　脾胃虚弱、消化不良者慎服。

**【成分药理】**　呈整齐的长方形块状，通常长约8.5厘米，宽约3.7厘米，厚约0.7或1.5厘米。表面棕黑色或乌黑色，平滑，有光泽。对光照视略透明。质

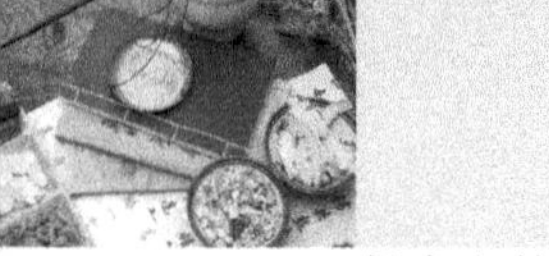

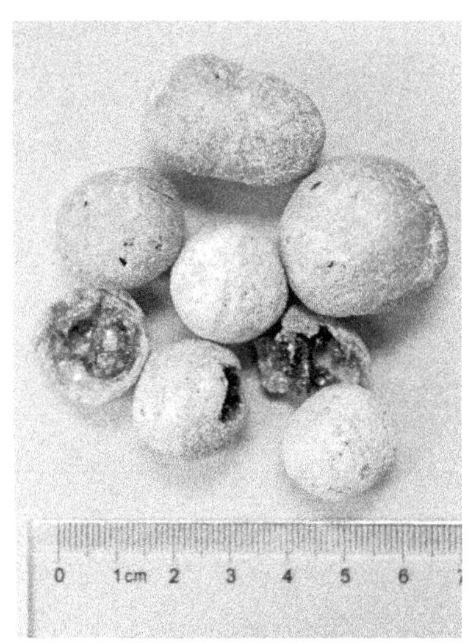

坚脆易碎,断面棕黑色或乌黑色,平滑,有光泽。气微弱,味微甜。阿胶是一类明胶蛋白,水解可产生多种氨基酸,并有20种金属元素。具有补血、抗休克、防治进行性肌营养障碍症等作用。

**【药治】**

1. 猪苓汤　治水热互结证。猪苓(去皮)、茯苓、泽泻、阿胶、滑石(碎)各10克,以水四升,先煮四味,取两升,去滓,内阿胶烊消,温服七合,日三服(《金匮要略》)。

2. 炙甘草汤　治阴血阳气虚弱,心脉失养证。脉结代,心动悸,虚羸少气,舌光少苔,或质干而瘦小者;虚劳肺痿。炙甘草、干地黄、生白芍各18克,麦冬(不去心)15克,阿胶、麻仁各9克。以水八杯,煮取三杯,分三次服(《温病条辨》)。

3. 胶艾汤　治男子绝伤,或从高堕下,伤损五脏,微者唾血,甚者吐血及金疮伤经内绝;妇人产后及崩中伤下血多,虚喘欲死,腹痛下血不止。阿胶(炙)三两,艾叶(熬)三两,芍药三两,干地黄三两,当归二两,干姜二两,芎䓖二两,甘草(炙)二两(《千金翼方》)。

**【食养】**

1. 阿胶黄酒　可用于一般血虚证。阿胶250克,黄酒30毫升置锅内,隔水加盖蒸2～3小时,待其全部溶化后取出即可。每日1～2次,每次服两匙。

2. 芝麻、核桃阿胶膏　可用于腰酸怕冷、耳鸣和阴虚或肾亏等。阿胶150克,砸碎,黄酒350毫升,浸泡1周。待阿胶呈海绵状,略加水炖化,加入黑芝麻、核桃仁适量,加上冰糖250克,蒸1小时,不断搅拌,冷却即成冻膏。每日早晚各1～2匙,温开水冲服。

3. 人参、桂圆阿胶膏　可用于气虚疲乏无力,兼有心悸畏寒。阿胶150克,黄酒350毫升,浸泡呈海绵状,略加水炖化,加入适量人参煎液或人参粉,配入桂圆肉拌匀,加冰糖蒸大约1小时。冷却成冻膏,每日早晚各一至两匙服用。

# 蜂　蜜

**【别名】**　蜂糖、白蜜、食蜜、百花精等。

**【来源】**　为蜜蜂科昆虫中华蜜蜂或意大利蜂所酿的蜜。春至秋季采收，滤过。

**【性味归经】**　性平，味甘，归肺、脾、大肠经。

**【功效主治】**　补中，润燥，止痛，解毒。用于脘腹虚痛，肺燥干咳，肠燥便秘；外治疮疡不敛，水火烫伤。

**【用法用量】**　内服，15～30克。

**【禁忌】**　禁与生葱同服。

**【成分药理】**　在蜂巢中酿成的糖类物质，主含葡萄糖、果糖；其他还含蔗糖，糊精，有机酸，蛋白质，挥发油，蜡，花粉粒，维生素 $B_1$、$B_2$、$B_6$、C、K、H，淀粉酶，氨基转移酶，过氧化酶，酯酶，生长刺激素，乙酰胆碱，烟酸，泛酸，胡萝卜素，无机元素钙、硫、磷、镁、钾、钠、碘等。

**【药治】**

1. 治咳嗽　白蜜一斤，生姜二斤（取汁）。上二味，先秤铜铫，知斤两讫，纳蜜复秤知数，次纳姜汁，以微火煎令姜汁尽，惟有蜜斤两在，止。且服如枣大，含一丸，日三服。禁一切杂食（《千金方》）。

2. 治上气咳嗽，喘息，喉中有物，唾血　杏仁、生姜汁各二升，糖、蜜各一升，猪膏二合。上五味，先以猪膏煎杏仁黄，出之，以纸拭令净，捣如膏，合姜汁、蜜、糖等，合煎令可丸。服如杏核一枚，日夜六七服，渐渐加之（《千金方》）。

3. 治阳明病，自汗出，若发汗，小便自利者，此为津液内竭，虽硬不可攻之，当须自欲大便　食蜜七合。于铜器内，微火煎，当须凝如饴状，搅之勿令焦着，欲可丸，并手捻作梃，令头锐，大如指，长二寸许，当热时急作，冷则硬。以内谷道中，以手急抱，欲大便时乃去之（《伤寒论》）。

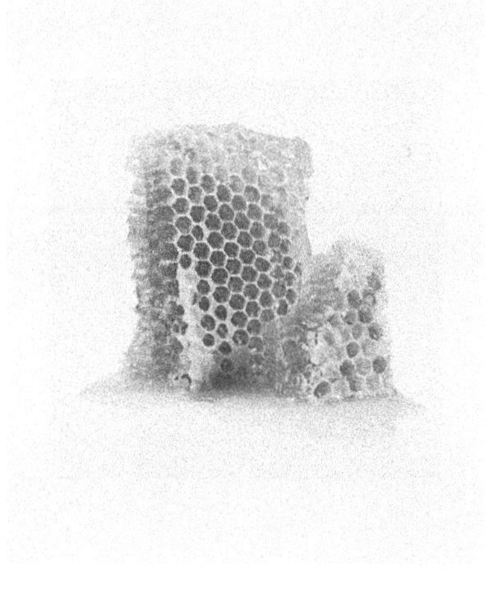

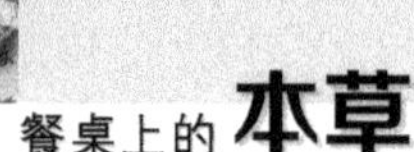

## 【食养】

1. 便秘　可用于习惯性便秘,老年和孕妇便秘。每晨内服,或用20%蜂蜜水灌肠。

2. 贫血　可用于低色素性贫血。治疗后红细胞与血红蛋白有显著的增加。每日用80～100克,分3次服。

# 鸡 内 金

**【别名】**　鸡肫皮。

**【来源】**　本品为雉科动物家鸡的干燥砂囊内壁。杀鸡后,取出鸡肫,趁热立即剥下内壁(不要先用水洗,否则难剥离且易破碎),洗净,干燥。

**【性味归经】**　性平,味甘,归脾、胃、小肠、膀胱经。

**【功效主治】**　健胃消食,涩精止遗。用于食积不消,呕吐泻痢,小儿疳积,遗尿,遗精。

**【用法用量】**　内服,煎汤,3～9克;或入丸、散。外用,焙干研末调敷或生贴。

**【禁忌】**　脾虚无积者慎服。

**【成分药理】**　鸡内金含胃激素,角蛋白,微量胃蛋白酶,淀粉酶,多种维生素。出生4～8周的小鸡砂囊内膜还含有胆汁三烯和胆绿素的黄色衍生物,并含赖氨酸、组氨酸、精氨酸、谷氨酸、天冬氨酸、亮氨酸、苏氨酸、丝氨酸、甘氨酸、丙氨酸、异亮氨酸、酪氨酸、苯丙氨酸、脯氨酸、色氨酸等18种氨基酸及铝、钙、铬、钴、铜、铁、镁、锰、钼、铅、锌等微量元素。

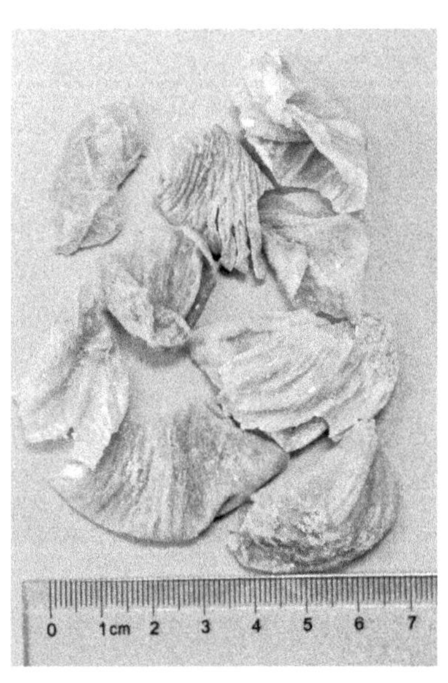

## 【药治】

1. 治食积腹满　鸡内金研末,乳服(《本草求原》)。

2. 治痞气积　黄牛脑子一个(同鸡肫胵酒浸一宿),公鸡胵胵一个,朴硝一碗(提净），轻粉、沉香、砂仁、木香各一钱。上件牛脑用铜锅焙干，将各项药入杵千下，焙。每服一钱，烧酒调下，日三服（《太平圣惠方》）。

3. 治反胃，食即吐出，上气　鸡肶胵烧灰，酒服（《千金方》）。

**【食养】**

1. 鸡内金粥　可用于消化不良，食积不化，小儿疳积、遗尿、遗精及泌尿系结石等。鸡内金5克、大米50克，先将鸡内金择净，研为细末备用。先取大米淘净，放入锅内，加清水适量煮粥，待沸后调入鸡内金粉，煮至粥成服食，每日1剂，连续3～5日。

2. 砂仁鸡内金橘皮粥　可用于小儿疳积，胃纳减少，恶心呕吐，消化不良，烦躁哭闹等症。鸡内金、陈皮各5克，砂仁3克，粳米60克，白糖适量。将鸡内金、砂仁、干橘皮共研成细末，待粥熬至将熟时下入，直至粥熟烂离火，调入白糖即成。每日1剂，连用7～10日。

# 牡　蛎

**【别名】**　蚝塘蛎蛤、古贲、左顾牡蛎、牡蛤。

**【来源】**　为牡蛎科牡蛎属动物近江牡蛎、长牡蛎及大连湾牡蛎等的贝壳。牡蛎药材全年可采收，将牡蛎去肉、洗净，晒干可得。

**【性味归经】**　性微寒，味咸，归肝、胆、肾经。

**【功效主治】**　平肝潜阳，重镇安神，软坚散结，收敛固涩。用于眩晕耳鸣，惊悸失眠，瘰疬瘿瘤，癥瘕痞块，自汗盗汗，遗精，崩漏，带下。

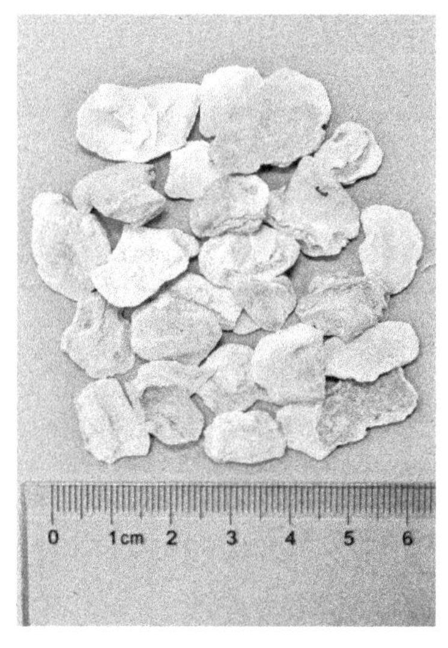

**【用法用量】**　内服，煎汤，15～30克，先煎，或入丸、散。外用，适量，研末干撒或调敷。

**【禁忌】**　急慢性皮肤病患者忌食；脾胃虚寒、慢性腹泻者不宜多吃。

**【成分药理】**　含80%～95%的碳酸钙、磷酸钙及硫酸钙，并含镁、铝、硅及氧化铁等，

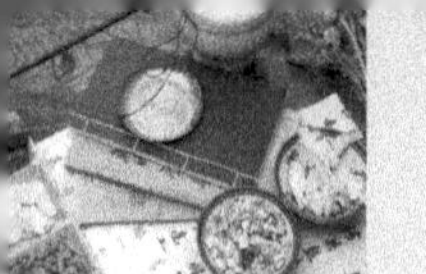

牡蛎煅烧后碳酸盐分解，产生氧化钙等。牡蛎原动物含糖原，牛磺酸，10种必需的氨基酸，谷胱甘肽，维生素 A、$B_1$、$B_2$、D，无机质如铜、锌、锰、钡、磷及钙等，其中所含的亮氨酸、精氨酸、瓜氨酸含量最丰富，是迄今为止人类所发现的含量最为高的海洋物种之一。

## 【药治】

1. 牡蛎散　主治体虚自汗、盗汗证。牡蛎、白术、防风各三两。治下筛，酒服方寸匕，日二（《千金方》）。

2. 瓜蒌牡蛎散　主治百合病，阴虚内热，虚阳上浮，口渴口干，脉微数。瓜蒌根、牡蛎（熬），等分。为细末，饮服方寸匕，日三服（《金匮要略》）。

3. 一甲煎　主治温病下后伤阴，大便溏甚，一日三四次，脉仍数者。治温病下后，大便溏甚，周十二时三四行，脉仍数者，生牡蛎二两。研细，水八杯，煎服三杯，分温三服（《温病条辨》）。

## 【食养】

1. 蛎黄汤　鲜牡蛎250克，猪瘦肉100克，切薄片。拌少许淀粉，放沸水中煮熟即成。略加食盐调味，吃肉、饮汤。源于《本草拾遗》用于久病阴血虚亏，妇女崩漏失血，体虚少食，营养不良等。

2. 蛎肉带丝汤　蛎肉250克，海带50克。将海带用水发胀，洗净，切细丝，放水中煮至熟软后，再放入牡蛎肉同煮沸，以食盐、猪脂调味即成。用于小儿体虚，肺门淋巴结核、颈淋巴结核，或有阴虚潮热盗汗，心烦不眠等。

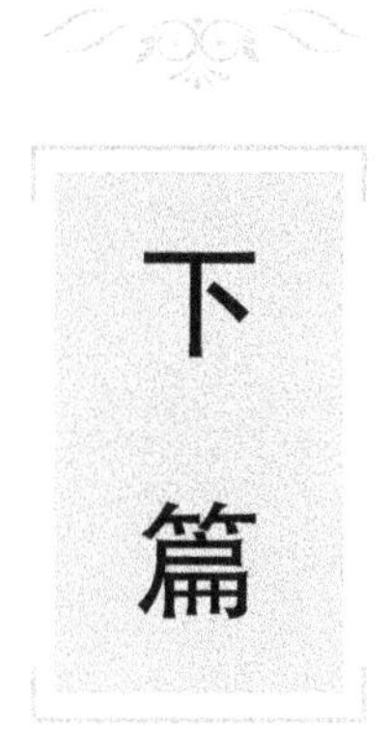

# 下篇

# 张景岳的枕中之秘

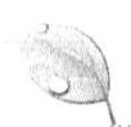 # 一、张景岳养生枕秘

张景岳（1563—1640），名介宾，字惠卿，号景岳，别号通一子。浙江绍兴人。祖籍四川绵竹，明代著名医家，越医代表人物。

张景岳少年时随父游历京师（今北京），拜名医金英为师，尽得所传。壮年投笔从戎，遍历东北各地，后卸职回京，以医为业。明代黄宗羲《张景岳传》称"谒病者辐辏其门，沿边大帅皆遣金币致之"（《南雷文定》）。晚年隐居山阴，一面悬壶济世，一面潜心著述。张氏对《黄帝内经》深有研究，对"医易同源"的思想作了深入阐发，提出"易之为书，一言一字皆藏医学之指南；一象一爻咸寓尊生之心鉴""易具医之理，医得易之用"。其学术初从朱丹溪"阳常有余，阴常不足"说，中年以后，随着医理研究深入，又予以否定，提出"阳非有余，真阴不足"论，重视命门在人体中的重要作用，主张补益真阴真阳，慎用寒凉攻伐，擅用温补之剂，创制左归、右归等方剂，因好用熟地，有"张熟地"之称，为温补派代表人物。先后用30年时间编成《类经》，以类分门，详加注释，条理井然。又编著《类经图翼》《类经附翼》及《质疑录》。晚年结合毕生临床经验撰成《景岳全书》。清《四库全书》"景岳全书"条称其"专以温补为宗，颇足以纠卤莽灭裂之弊，于医术不为无功，至于沿其说者，不察证候之标本，不究气血之盛衰，概补概温，谓之王道，不知误施参桂，亦足戕人，则矫枉过直，其失与寒凉攻伐等矣""知阴阳不可偏重，攻补不可偏废，庶乎不至除一弊而生一弊也"，可谓持平之论。

《新方八略》和《新方八阵》是《景岳全书》中关于方剂学的部分。人们

常说"用药如用兵"。张景岳早年从戎，精于韬略。他把治病立法比作战略战术，把立方选药喻为兵种兵阵。《八略》专论治则治法，《八阵》分列方药主治。《本草正》是《景岳全书》中关于本草学的部分，记载了张景岳临证用药心得。

"八略"，分补略、和略、攻略、散略、寒略、热略、固略和因略。根据"八略"，分列"八阵"。分"古方八阵"与"新方八阵"。《古方八阵》中选录历代名方、效方，此外另载妇人、小儿、痘疹、外科等古方922张。《新方八阵》是张景岳自己创造的方剂，共186张，亦分八类。他自己说："此其中有心得焉，有经验焉，有补古之未备焉。"每一方后都附辨证加减法，其中有不少是至今还常用的名方，如左归丸、右归丸、金水六君煎、玉女煎、理阴煎等。从"新方"的立方用意和常用药物中可以看出张景岳的学术思想，而提倡药补和食补并用，则是一大特色。

以药物为主补益阴阳之亏损，是药补的主要目的；以食物为辅，扶助正气的虚衰，是食补的主要功用。就一般而论，药补力峻而效快，食补力缓而效慢。但药物性味偏颇较大，久服易导致"气增而久，夭之"的后果；而食物性味较平和，久服则无此弊。故景岳在制温补脾肾方时，提倡药补和食补并用。他指出："人之所赖，药食为天，气味得宜，五宫强矣。"这样既发挥了药物力峻之长，又以食物之性来缓和药物之偏，避免药物之毒克伐正气，还可借食物养正之力加强药物补益之功。例如他所制的58首温补脾肾方中，药食合补方就有31首，占53%。所使用的食物就达19味之多，其中既有草木之品如扁豆、山药等，又有血肉有情之品如人乳、羊腰等。扁豆甘温轻清缓补，培土运脾；山药甘淡，健脾补虚；而人乳甘平，能"补血，充液，填精，化气"；羊腰则甘温无毒，最能补肾气，益精髓。由这些食物与药物配伍组成的温补脾肾的归肾丸、蟠桃果等方剂，就能最大限度发挥药食配伍的"相须""相畏"作用，颇合《素问·脏气法时论》所要求的"五谷为养，五果为助，五畜为益，五菜为充"的原则。特别值得重视的是景岳的这种药补与食补并用的思想，体现在他延年益寿的方法中，景岳认为脾肾作先后二天之本，在延年益寿中具有决定作用。人之寿夭，决定于先天阳气，培养于后天脾胃。若先天不足者，只要注重后天的培养亦可达到延年益寿。因此，景岳主张立足于充养阳气，以防形体早衰，填补精血以延年而益寿。所以在制方时，他采用了"纯正无损而最宜于胃气"的谷食与药物合用的方法。常用熟地、枸杞子、菟丝子、山茱萸、人参等药物配合胡桃肉、芡实、莲米、糯米、羊腰、人乳等食物，组成了诸如养元粉、蟠桃果、玄武豆、赞化血余丹等名方。这些方剂都有很好的延缓衰老、强身益寿的功效。

## 二、张景岳养生食疗方

### 养 元 粉

大能实脾养胃气。

糯米一升,水浸一宿,沥干,漫火炒熟　山药炒　芡实炒　莲肉各三两　川椒去目及闭口者,炒出汗,取红末二三钱

上为末，每日饥时，以滚水一碗，入白糖三匙化开，入药末一二两调服之。或加四君、山楂肉各一二两更妙。

（《景岳全书》卷之五十一德集·新方八阵·补阵·二五）

### 玄 武 豆

羊腰子五十个　枸杞二斤　补骨脂一斤　大茴香六两　小茴香六两　肉苁蓉十二两,大便滑者去之　青盐八两,如无苁蓉此宜十二两　大黑豆一斗,圆净者,淘洗净

上用甜水二斗，以砂锅煮前药七味，至半干，去药渣，入黑豆，匀火煮干为度。如有余汁，俱宜拌渗于内。取出用新布摊晾晒干，磁瓶收贮。日服之，其效无穷。如无砂锅，即铁锅亦可。若阳虚，加制附子一二两更妙。

（《景岳全书》卷之五十一德集·新方八阵·补阵·二六）

### 蟠 桃 果

治遗精虚弱,补脾滋肾最佳。

芡实一斤,炒　莲肉去心,一斤　胶枣肉一斤　熟地一斤　胡桃肉去皮,二斤

上以猪腰六个，掺大茴香蒸极熟，去筋膜，同前药末捣成饼。每日服二个，

空心食前用滚白汤或好酒一二钟送下。此方凡人参、制附子俱可随意加用。

（《景岳全书》卷之五十一德集·新方八阵·补阵·二七）

# 绿 豆 饮

凡热毒劳热，诸火热极不能退者，用此最妙。用绿豆不拘多寡，宽汤煮糜烂，入盐少许，或蜜亦可。待冰冷，或厚或稀或汤，任意饮食之，日或三四次不拘。此物性非苦寒，不伤脾气，且善于解毒除烦，退热止渴，大利小水，乃浅易中之最佳最捷者也。若火盛口甘，不宜厚味，但略煮半熟，清汤冷饮之，尤善除烦清火。

（《景岳全书》卷之五十一德集·新方八阵·寒阵·十四）

# 雪 梨 浆

解烦热，退阴火，此生津止渴之妙剂也。用清香甘美大梨，削去皮，别用大碗盛清冷甘泉，将梨薄切浸于水中，少顷，水必甘美，但频饮其水，勿食其，退阴火极速也。

（《景岳全书》卷之五十一德集·新方八阵·寒阵·十六）

# 黏米固肠糕

治脾胃虚寒，或因食滞气滞，腹痛泄泻久不止者，多服自效。用白糯米滚汤淘洗，炒香熟为粉，每粉一两，加干姜末炒熟者二分半，白糖二钱，拌匀，于饥时用滚水调服一二两。如有微滞者，加陈皮炒末二分，或砂仁末一分俱妙。一法用陈老米粉亦妙。此与古方固类四十九泄泻经验方大同小异，并补阵养元粉略同。

（《景岳全书》卷之五十一德集·新方八阵·固阵·七）

# 敦 阜 糕

治久泻久痢，肠滑不固妙方，及妇人带浊最佳。

白面<sub>炒黄,二两</sub>　冬白术<sub>炒黄,一两</sub>　破故纸<sub>炒,五钱</sub>

上共为末。临服时加白糖,随宜用清滚汤,食前调服如糕法。如胃寒者,每一两加干姜炒末五分或一钱。如气有不顺,或痛,或呕,每末一两。加丁香一钱。如滑泄不禁者,每两加粟壳末炒黄一钱。若以作丸,则宜三味等分用。即名敦阜丸。

（《景岳全书》卷之五十一德集·新方八阵·固阵·十）

# 三、张景岳养生食疗药材选介

## 丁　香

味大辛,气温,纯阳。入肾,胃,肺脏。能发诸香,辟恶去邪,温中快气。治上焦呃逆翻胃,霍乱呕吐,解酒毒,消疰癖奔豚阴寒,心腹胀满冷痛,暖下焦腰膝寒疼,壮阳道,抑阴邪,除胃寒泻痢,杀鬼疰蛊毒,疳蚀诸虫,辟口气,坚齿牙,及妇人七情五郁,小儿吐泻,痘疮胃寒,灰白不发。

（《景岳全书》卷之四十九大集·本草正下·百五二）

## 槐　蕊

味苦,性寒。清心、肺、脾、肝、大肠之火,除五内烦热,心腹热疼,疗眼目赤痛热泪。炒香嚼咽,治失音喉痹,止吐血衄血,肠风下血,妇人崩中漏下,及皮肤风热,凉大肠,杀疳虫,治痈疽疮毒,阴疮湿痒,痔漏,解杨梅恶疮,下疳伏毒,大有神效。

（《景岳全书》卷之四十九大集·本草正下·百六六）

## 金　银　花

一名忍冬。味甘,气平,其性微寒。善于化毒,故治痈疽、肿毒、疮癣,杨梅风湿诸毒,诚为要药。毒未成者能散,毒已成者能溃。但其性缓,用须倍加。或用酒煮服,或捣汁掺酒顿饮,或研烂拌酒厚敷。若治瘰疬,上部气分诸毒,用一两许，时常煎服，极效。

（《景岳全书》卷之四十八大集·本草正上·百十一）

# 甘 菊 花

白菊花根善利水，捣汁和酒服之，大治癃闭，味甘色黄者，能养血散风，去头目风热，眩晕疼痛，目中翳膜，及遍身游风风疹。作枕明目，叶亦可用。味苦者性凉，能解血中郁热，清头目，去风热眼目肿痛流泪。根叶辛香，能消痈毒，止疼痛。

（《景岳全书》卷之四十九大集·本草正下·五十）

# 野 菊 花

一名苦薏。根叶茎花皆可同用。味苦辛。大能散火散气，消痈毒疗肿瘰疬，眼目热痛，亦破妇人瘀血。孙氏治痈毒方，用野菊连根叶捣烂酒煎，热服取汗，以渣敷之；或同苍耳捣汁，以热酒冲服。冬月用干者煎服，或为末酒服亦可。

（《景岳全书》卷之四十八大集·本草正上·五一）

# 大 茴 香

味辛，气温，入心肾二脏。气味香甜，能升能降，最暖命门。故善逐膀胱寒滞，疝气腰疼，亦能温胃止吐，调中止痛，除霍乱反胃，齿牙口疾，下气解毒，兼理寒湿脚气。调和诸馔，逐臭生香。

（《景岳全书》卷之四十八大集·本草正上·二二四）

# 枣 仁

味微甘，气平。其色赤，其肉味酸，故名酸枣。其仁居中，故性主收敛而入心。多眠者生用，不眠者炒用。宁心志，止虚汗，解渴去烦，安神养血，益肝补中，收敛魂魄。

（《景岳全书》卷之四十九大集·本草正下·百五九）

# 枸　杞

　　味甘微辛，气温，可升可降。味重而纯，故能补阴；阴中有阳，故能补气，所以滋阴而不致阴衰，助阳而能使阳旺。虽谚云离家千里，勿食枸杞，不过谓其助阳耳，似未必然也。此物微助阳而无动性，故用之以助熟地最妙。其功则明耳目，壮神魂，添精固髓，健骨强筋，善补劳伤，尤止消渴。真阴虚而脐腹疼痛不止者，多用神效。

（《景岳全书》卷之四十九大集·本草正下·百五六）

# 木　瓜

　　味酸，气温。用此者，用其酸敛，酸能走筋，敛能固脱。入脾、肺、肝、肾四经，亦善和胃。得木味之正，故尤专入肝，益筋走血，疗腰膝无力，脚气引经所不可缺。气滞能和，气脱能固。以能平胃，故除呕逆霍乱转筋，降痰去湿行水。以其酸收，故可敛肺禁痢，止烦满，止渴。

（《景岳全书》卷之四十九大集·本草正下·二一三）

# 砂　仁

　　味辛微苦，气温。和脾行气，消食逐寒，除霍乱，止恶心。消胀满，安气滞之胎；却腹痛，治脏寒之泻。止小便泻痢，快胸膈开痰。平气逆咳嗽，口齿浮热；止女子崩中，鬼气奔豚。欲其温暖，须用炒研。入肺肾膀胱，各随使引。亦善消化铜铁骨鲠。

（《景岳全书》卷之四十八大集·本草正上·八九）

# 山　楂

　　味甘微酸，气平，其性善于消滞。用此者，用其气轻，故不甚耗真气。善消宿食痰饮吞酸，去瘀血疼痛，行结滞，驱膨胀，润肠胃，去积块，亦祛癞疝。仍可健脾，小儿最宜。亦发疮疹。妇人产后儿枕痛，恶露不尽者，煎汁入砂糖服之，立效。煮汁洗漆疮亦佳。肠滑者少用之。

（《景岳全书》卷之四十九大集·本草正下·二一八）

# 乌　梅

　　味酸涩，性温平。下气，除烦热，止消渴吐逆，反胃霍乱，治虚劳骨蒸，解酒毒，敛肺痈肺痿，嗽喘急，消痈疽疮毒，喉痹乳蛾，涩肠止冷热泻痢，便血尿血，崩淋带浊，遗精梦泄，杀虫伏蛔，解虫、鱼、马汗、硫黄毒。和紫苏煎汤，解伤寒时气瘴疟，大能作汗。取肉烧存性，研末，敷金疮恶疮，去腐肉胬肉死肌，一夜立尽，亦奇方也。

（《景岳全书》卷之四十九大集·本草正下·二一七）

# 桃　仁

　　味苦辛微甘，气平，阴中有阳，入手足厥阴经。去皮尖用。善治瘀血血闭，血结血燥，通血隔，破血癥，杀三虫，润大便，逐郁滞，止鬼疰血逆疼痛膨胀，疗跌扑损伤。若血枯经闭者，不可妄用。

（《景岳全书》卷之四十九大集·本草正下·二一二）

# 小　茴　香

　　气味略轻，治亦同前。但大茴性更暖，而此则稍温耳。

（《景岳全书》卷之四十九大集·本草正下·二二五）

# 益　智

　　气味辛温。能调诸气，辟寒气，治客寒犯胃，暖胃和中，去心腹气滞疼痛，理下焦虚寒，温肾气，治遗精余沥梦泄，赤白带浊。及夜多小便者，取二十余枚，研碎，入盐少许，同煎服之，有奇验。此行阳退阴之药，凡脾寒不能进食，及三焦命门阳气衰弱者皆宜之。然其行性多，补性少，必兼补剂用之斯善。若单服多服，未免过于散气。

（《景岳全书》卷之四十八大集·本草正上·九五）

# 紫　苏

味辛，气温。气味香窜者佳。用此者，用其温散。解肌发汗，祛风寒甚捷；开胃下食，治胀满亦佳。顺气宜用，口臭亦辟，除霍乱转筋，祛脚气，通大小肠，消痰利肺，止痛温中，安胎定喘，解鱼蟹毒，治蛇犬伤。或作羹，或生食俱可。梗，能顺气，其性缓，体虚者可用。子，性润而降，能润大便，消痰喘，除五膈，定霍乱，顺气滞。

（《景岳全书》卷之四十八大集·本草正上·九十）

# 薄　荷

味辛微苦，气微凉。气味俱轻，升也，阳也。其性凉散，通关节，利九窍，乃手厥阴、太阴经药。清六阳会首，散一切毒风，治伤寒头痛寒热，发毒汗，疗头风脑痛，清头目、咽喉、口齿、风热诸病，除心腹恶气胀满霍乱，下气消食痰，辟邪气秽恶，引诸药入营卫，开小儿之风涎，亦治瘰疬、痈肿、疮疥、风瘙、瘾疹。作菜食之除口气，捣汁含漱，去舌胎语涩，揉叶塞鼻止衄血。亦治蜂螫蛇伤。病新瘥者忌用，恐其泄汗亡阳。

（《景岳全书》卷之四十八大集·本草正上·九一）

# 淡　竹　叶

味甘淡，气平微凉，阴中微阳，气味俱轻。清上气，逆喘促，消痰涎，解热狂，退虚热烦躁不眠，壮热头痛，止吐血。专凉心经，亦清脾气。却风热，止烦渴，生津液，利小水，解喉痹，并小儿风热惊。

（《景岳全书》卷之四十九大集·本草正下·百四八）

# 白 扁 豆

味甘，气温。炒香用之，补脾胃气虚，和呕吐霍乱，解河豚酒毒，止泻痢温中，亦能清暑治消渴。欲用轻清缓补者，此为最当。

（《景岳全书》卷之四十九大集·本草正下·二百五）

# 麻 仁

即黄麻也，亦名大麻。味甘平，性滑利。能润心肺，滋五脏，利大肠风热结燥，行水气，通小便湿热，秘涩五淋，去积血，下气，除风湿顽痹，关节血燥拘挛，止消渴，通乳汁，产难催生，经脉阻滞。凡病多燥涩者宜之。若下元不固，及便溏阳痿，精滑多带者，皆所忌用。

（《景岳全书》卷之四十九大集·本草正下·二百九）

# 决 明

味微苦微甘，性平微凉，力薄。治肝热风眼，赤而多泪，及肝火目昏，可为佐使，惟多服久服，方可得效。或作枕用，治头风，明目，其功胜于黑豆。

（《景岳全书》卷之四十八大集·本草正上·六三）

# 萝 卜 子

味大辛，气温，气味俱厚，降也。善于破气消痰，定喘除胀，利大小便，有推墙倒壁之功。研水搅薄饮之，立吐风痰尽出。胃有气食停滞致成鼓胀者，非此不除。同醋研敷，大消肿毒。中气不足，切忌妄用。

（《景岳全书》卷之四十九大集·本草正下·二二七）

# 麦 芽

味甘微咸，气温。善于化食和中，破冷气，消一切米面诸果食积，去心腹胀满，止霍乱，除烦热，消痰饮，破癥结，宽肠下气。病久不食者，可借此谷气以开胃；元气中虚者，毋多用此以消肾。亦善催生落胎。单服二两，能消乳肿。其耗散血气如此，而脾胃虚弱，饮食不消方中，每多用之何也？故妇有胎妊者，不宜多服。

（《景岳全书》卷之四十九大集·本草正下·二百三）

# 芡　实

味甘，气平，入脾肾两脏。能健脾养阴止渴，治腰膝疼痛，强志益神，聪明耳目，补肾固精，治小便不禁，遗精白浊带下，延年耐老。或散丸，或煮食皆妙。但其性缓，难收奇效。

（《景岳全书》卷之四十九大集·本草正下·二百十）

# 肉　豆　蔻

味苦辛而涩，性温。理脾胃虚冷，谷食不消；治大肠虚冷，滑泄不止。以其气香而辛，故能行滞止痛，和腹胀，治霍乱，调中下气，开胃进食，解酒毒，化痰饮，温胃逐虫，辟诸恶气，疗小儿胃寒伤乳吐泻。以其能固大肠，肠既固则元气不走，脾气自健，故曰理脾胃虚冷，而实非能补虚也。面包煨熟用，或锉如豆大，以干面拌炒熟，去面用之尤妙，盖但欲去其油而用其熟耳。

（《景岳全书》卷之四十八大集·本草正上·八三）

# 杏　仁

味苦辛微甘，味厚于气，降中有升。有毒。入肺、胃、大肠经。其味辛，故能入肺润肺，散风寒，止头痛，退寒热咳嗽，上气喘急，发表解邪，疗温病脚气。其味苦，降性最疾，观其澄水极速可知，故能定气逆上冲，消胸腹急满胀痛，解喉痹，消痰下气，除惊痫烦热，通大肠气闭干结，亦杀狗毒。佐半夏、生姜，散风邪咳嗽；佐麻黄发汗，逐伤寒表邪；同门冬，乳酥煎膏，润肺治咳嗽极妙；同轻粉研匀油调，敷广疮肿毒最佳。尤杀诸虫牙虫，及头面皯斑瘄疱。元气虚陷者勿用,恐其沉降太泄。

(《景岳全书》卷之四十九大集·本草正下·二一一)

# 薏　仁

味甘淡,气微凉。性微降而渗,故能去湿利水。以其去湿,故能利关节,除脚气,治痿弱拘挛湿痹,消水肿疼痛,利小便热淋,亦杀蛔虫。以其微降,故亦治咳嗽唾脓,利膈开胃。以其性凉,故能清热,止烦渴上气。但其功力甚缓,用为佐使宜倍。

(《景岳全书》卷之四十九大集·本草正下·二百六)

# 郁　李　仁

味苦辛,阴中有阳,性润而降。故能下气消食,利水道,消面目四肢大腹水气浮肿,开肠中结气滞气,关隔燥涩,大便不通,破血积食癖。凡妇人,小儿实热结燥者皆可用。

(《景岳全书》卷之四十九大集·本草正下·百七七)

# 甘　草

味甘气平,生凉炙温,可升可降,善于解毒。反甘遂,海藻,大戟,芫花。其味至甘,得中和之性,有调补之功,故毒药得之解其毒,刚药得之和其性,表药得之助其升,下药得之缓其速。助参成气虚之功,人所知也;助熟地疗阴虚之危,谁其晓焉?祛邪热,坚筋骨,健脾胃,长肌肉,随气药入气,随血药入血,无往不可,故称国老。惟中满者勿加,恐其作胀;速下者勿入,恐其缓功,不可不知也。

(《景岳全书》卷之四十八大集·本草正上·五)

# 良　姜

子名红豆蔻。味辛热,纯阳,浮也。入足太阴、阳明。治胃中逆冷,呕吐清水，恶心霍乱，气寒腹痛，解酒毒，消宿食，健脾胃，宽噎膈，除反胃，破冷癖，解瘴疟，疗转筋泻痢。同草豆蔻煎饮，亦治口臭。子名红豆蔻，治用略同。

（《景岳全书》卷之四十八大集·本草正上·百一）

# 葛　根

味甘，气平寒。气轻于味，浮而微降，阳中微阴。用此者，用其凉散，虽善达诸阳经，而阳明为最。以其气轻，故善解表发汗。凡解散之药多辛热，此独凉而甘，故解温热时行疫疾，凡热而兼渴者，此为最良，当以为君而佐以柴、防、甘、桔极妙。尤散郁火，疗头痛，治温疟往来，疮疹未透，解酒除烦，生津止渴，除胃中热狂，杀野葛、巴豆、毒箭、金疮等伤。但其性凉，易于动呕，胃寒者所当慎用。

（《景岳全书》卷之四十八大集·本草正上·百十二）

# 黄　精

一名救穷草。味甘微辛，性温。能补中益气，安五脏，疗五劳七伤，助筋骨，益脾胃，润心肺，填精髓，耐寒暑，下三虫，久服延年不饥，发白更黑，齿落更生。张华《博物志》言天老曰："太阳之草名黄精，食之可以长生。太阴之草名钩吻，不可食之，入口立死。此但以黄精，钩吻对言善恶，原非谓其相似也。"而陶弘景谓黄精之叶与钩吻相似，误服之害人。苏恭曰："黄精叶似柳，钩吻蔓生，叶如柿叶，殊非比类。"陈藏器曰："钩吻及野葛之别名，二物全不相似，不知陶公凭何说此？是可见黄精之内本无钩吻，不必疑也。"

（《景岳全书》卷之四十八大集·本草正上·六）

# 桔　梗

一名荠苨。味苦微辛，气微凉。气轻于味，阳中有阴，有小毒，其性浮。用此者，用其载药上升，故有舟楫之号，入肺、胆、胸膈、上焦。载散药表散寒邪。载凉药清咽疼喉痹，亦治赤目肿痛。载肺药解肺热肺痈，鼻塞唾脓咳嗽。载痰药能消痰止呕，亦可宽胸下气。引大黄可使上升，引青皮平肝止痛。能解中恶蛊毒，亦治惊痫怔忡。若欲专用降剂，此物不宜同用。

（《景岳全书》卷之四十八大集·本草正上·二二）

# 山　药

味微甘而淡，性微涩。所以能健脾补虚，涩精固肾，治诸虚百损，疗五劳七伤。第其气轻性缓，非堪专任，故补脾肺必主参、术，补肾水必君萸、地，涩带浊须破故同研，固遗泄仗菟丝相济。诸凡固本丸药，亦宜捣末为糊。总之性味柔弱，但可用为佐使。

（《景岳全书》卷之九大集·本草正下·二二二）

# 藿　香

味辛微甘，气温。气味俱薄，阳也，可升可降。此物香甜不峻，善快脾顺气，开胃口，宽胸膈，进饮食，止霍乱呕吐，理肺化滞。加乌药等剂，亦能健脾；入四君同煎，能除口臭。亦疗水肿，亦解酒秽。

（《景岳全书》卷之四十八大集·本草正上·八七）

# 茅　根

即白茅。味甘凉，性纯美，能补中益气，此良药也。善理血病，凡吐血衄血，瘀血血闭，及妇人经水不调，崩中漏下。且通五淋，除客热，止烦渴，坚筋骨，疗肺热哕逆喘急，解酒毒及黄疸水肿，久服大是益人。若治痈疽疔毒，及诸毒诸疮诸血，或用根捣敷，或用此煮汁调敷毒等药，或以酒煮服，无不可也。茅有数种，处处有之，惟白者为胜。春生芽，布地如针，故曰茅针，可以生啖，甚益小儿，功用亦同。

（《景岳全书》卷之四十八大集·本草正上·十五）

# 蒲 公 英

即黄花地丁。味微苦，气平。独茎一花者是，茎有桠者非。入阳明，太阴，少阴，厥阴经。同忍冬煎汁，少加酒服，溃坚消肿，散结核瘰疬最佳，破滞气，解食毒，出毒刺俱妙。若妇人乳痈，用水酒煮饮，以渣封之立消。

（《景岳全书》卷之四十九大集·本草正下·二三三）

# 香 薷

味苦辛，气寒。气轻，能升能降。散暑热霍乱，中脘绞痛，小便涩难，清肺热，降胃火，除躁烦，解郁滞。为末水服，可鼻衄。煮汁顿饮，可除风热转筋，去口臭。湿热水肿者可消，中寒阴脏者须避之。

（《景岳全书》卷之四十八大集·本草正上·九四）

# 陈 皮

味苦辛，性温散，气实痰滞必用。留白者，微甘而性缓；去白者，用辛而性速。泻脾胃痰浊，肺中滞气，消食开胃，利水通便，吞酸嗳腐，反胃嘈杂。呃逆胀满堪除，呕吐恶心皆效。通达上下，解酒除虫，表里俱宜，痈疽亦用。尤消妇人乳痈，并解鱼肉诸毒。

（《景岳全书》卷之四十九大集·本草正下·二一四）

# 官 桂

味辛甘，气大热，阳中之阳也。有小毒，必取其味甘者乃可用。桂性热，善于助阳，而尤入血分，四肢有寒疾者，非此不能达。桂枝气轻，故能走表，以其善调营卫，故能治伤寒，发邪汗，疗伤风，止阴汗。肉桂味重，故能温补命门，坚筋骨，通血脉，治心腹寒气，头疼嗽鼻衄，霍乱转筋，腰足脐腹疼痛，一切沉寒痼冷之病。且桂为木中之王，故善平肝木之阴邪，而不知善助肝胆之阳气。惟其味甘，故最补脾土，凡肝邪克土而无火者，用此极妙。与参、附、地黄同用，最降虚火，及治下焦元阳亏乏。与当归、川芎同用，最治妇人产后血瘀，儿枕腹痛，及小儿痘疹虚寒，作痒不起。虽善堕胎动血，用须防此二证。若下焦虚寒，法当引火归元者，则此为要药，不可误执。

（《景岳全书》卷之四十九大集·本草正下·百五一）

# 阿　胶

味甘微辛，气平，微温。气味颇厚，阳中有阴。制用蛤粉炒珠，入肺、肝、肾三经。其气温，故能扶劳伤，益中气。其性降，故能化痰清肺，治肺痈肺痿，咳唾脓血，止嗽定喘。其性养血，故能止吐血衄血，便血尿血，肠风下痢，及妇人崩中带浊血淋，经脉不调。其味甘缓，故能安胎固漏，养血滋肾，实腠理，止虚汗，托补痈疽肿毒。用惟松脆气清者为佳，坚硬臭劣者不美。

（《景岳全书》卷之四十九大集·本草正下·二七一）

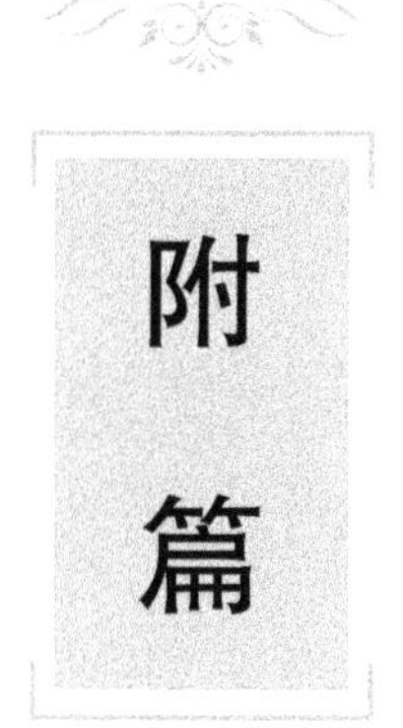

附

篇

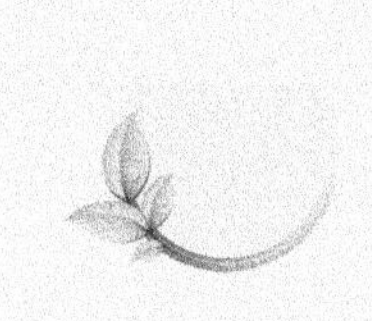

# 药物性味归经简表

| 编号 | 药　名 | 性 | 味 | 归　经 |
|---|---|---|---|---|
| 1 | 扁豆花 | 平 | 甘 | 脾、胃、大肠 |
| 2 | 玳玳花 | 微寒 | 苦、酸 | 肝、胃 |
| 3 | 丁　香 | 温 | 辛 | 脾、胃、肺、肾 |
| 4 | 槐花（附：槐米） | 微寒 | 苦 | 肝、大肠 |
| 5 | 金银花 | 寒 | 甘 | 肺、心、胃 |
| 6 | 菊　花 | 微寒 | 甘、苦 | 肺、肝 |
| 7 | 八角茴香 | 温 | 辛 | 肝、肾、脾、胃 |
| 8 | 大　枣 | 温 | 甘 | 脾、胃 |
| 9 | 佛　手 | 温 | 辛、苦、酸 | 肝、脾、肺 |
| 10 | 枸杞子 | 平 | 甘 | 肝、肾 |
| 11 | 罗汉果 | 凉 | 甘 | 肺、大肠 |
| 12 | 龙眼肉 | 温 | 甘 | 心、脾 |
| 13 | 木　瓜 | 温 | 酸 | 肝、脾 |
| 14 | 桑　椹 | 寒 | 甘、酸 | 肝、肾 |
| 15 | 砂　仁 | 温 | 辛 | 脾、胃、肾 |
| 16 | 山　楂 | 微温 | 酸、甘 | 脾、胃、肝 |
| 17 | 酸枣仁 | 平 | 甘、酸 | 肝、胆、心 |
| 18 | 乌　梅 | 平 | 酸、涩 | 肝、脾、肺、大肠 |
| 19 | 桃　仁 | 平 | 苦、甘 | 心、肝、大肠 |

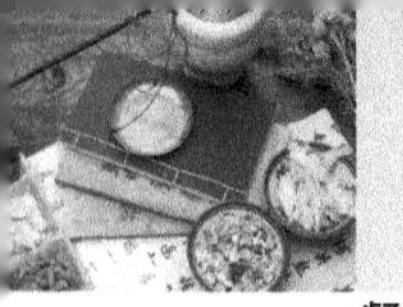

续　表

| 编号 | 药　名 | 性 | 味 | 归　经 |
|---|---|---|---|---|
| 20 | 香　橼 | 温 | 辛、苦、酸 | 肝、脾、肺 |
| 21 | 小茴香 | 温 | 辛 | 肝、肾、脾、胃 |
| 22 | 益　智 | 温 | 辛 | 脾肾 |
| 23 | 余甘子 | 凉 | 甘、酸、涩 | 肺、胃 |
| 24 | 紫苏子 | 温 | 辛 | 肺 |
| 25 | 薄　荷 | 凉 | 辛 | 肺、肝 |
| 26 | 淡竹叶 | 寒 | 甘、淡 | 心、胃、小肠 |
| 27 | 荷　叶 | 平 | 苦 | 肝、脾、胃 |
| 28 | 昆　布 | 寒 | 咸 | 肝、胃、肾 |
| 29 | 桑　叶 | 寒 | 甘、苦 | 肺、肝 |
| 30 | 紫苏叶 | 温 | 辛 | 肺、脾 |
| 31 | 白扁豆 | 微温 | 甘 | 脾、胃 |
| 32 | 白　果 | 平 | 甘、苦、涩,有毒 | 肺、肾 |
| 33 | 赤小豆 | 平 | 甘、酸 | 心、小肠 |
| 34 | 淡豆豉 | 凉 | 苦、辛 | 肺、胃 |
| 35 | 刀　豆 | 温 | 甘 | 胃、肾 |
| 36 | 榧　子 | 平 | 甘 | 肺、胃、大肠 |
| 37 | 覆盆子 | 温 | 甘、酸 | 肾、膀胱 |
| 38 | 火麻仁 | 平 | 甘 | 脾、胃、大肠 |
| 39 | 黑芝麻 | 平 | 甘 | 肝、肾、大肠 |
| 40 | 决明子 | 微寒 | 甘、苦、咸 | 肝、大肠 |
| 41 | 莱菔子 | 平 | 辛、甘 | 肺、脾、胃 |
| 42 | 莲　子 | 平 | 甘、涩 | 脾、肾、心 |
| 43 | 麦　芽 | 平 | 微甘 | 脾、胃、肝 |
| 44 | 胖大海 | 寒 | 甘 | 肺、大肠 |
| 45 | 芡　实 | 平 | 甘、涩 | 脾、肾 |
| 46 | 肉豆蔻 | 温 | 辛、有小毒 | 脾、胃、大肠 |
| 47 | 酸枣仁 | 平 | 甘、酸 | 心、肝、胆 |
| 48 | 杏　仁 | 微温 | 苦,有小毒 | 肺、大肠 |

续 表

| 编号 | 药 名 | 性 | 味 | 归 经 |
|---|---|---|---|---|
| 49 | 小茴香 | 温 | 辛 | 肾、膀胱、胃 |
| 50 | 薏苡仁 | 凉 | 甘、淡 | 脾、胃、肺 |
| 51 | 郁李仁 | 平 | 辛、苦、甘 | 脾、大肠、小肠 |
| 52 | 余甘子 | 凉 | 甘、酸、涩 | 肺、胃 |
| 53 | 甘 草 | 平 | 甘 | 脾、胃、心、肺 |
| 54 | 干 姜 | 热 | 辛 | 脾、胃、肾、心、肺 |
| 55 | 高良姜 | 热 | 辛 | 脾、胃 |
| 56 | 葛 根 | 凉 | 甘、辛 | 肺、胃 |
| 57 | 黄 精 | 平 | 甘 | 脾、肺、肾 |
| 58 | 桔 梗 | 平 | 辛、苦 | 肺、胃 |
| 59 | 生 姜 | 微温 | 辛 | 肺、脾、胃 |
| 60 | 山 药 | 平 | 甘 | 脾、肺、肾 |
| 61 | 薤 白 | 温 | 辛、苦 | 心、肺、胃、大肠 |
| 62 | 鲜白茅根 | 寒 | 甘 | 肺、胃、膀胱 |
| 63 | 鲜芦根 | 寒 | 甘 | 肺、胃 |
| 64 | 玉 竹 | 微寒 | 甘 | 肺、胃 |
| 65 | 藿 香 | 微温 | 辛 | 脾、胃、肺 |
| 66 | 马齿苋 | 寒 | 酸 | 肝、大肠 |
| 67 | 蒲公英 | 寒 | 苦、甘 | 肝、胃 |
| 68 | 小 蓟 | 凉 | 甘、苦 | 心、肝 |
| 69 | 香 薷 | 微温 | 辛 | 肺、胃 |
| 70 | 鱼腥草 | 微寒 | 辛 | 肺 |
| 71 | 陈 皮 | 温 | 辛、苦 | 脾、肺 |
| 72 | 肉 桂 | 热 | 辛、甘 | 肾、脾、心、肝 |
| 73 | 阿 胶 | 平 | 甘 | 肝、肺、肾 |
| 74 | 蜂 蜜 | 平 | 甘 | 肺、脾、大肠 |
| 75 | 鸡内金 | 平 | 甘 | 脾、胃、小肠、膀胱 |
| 76 | 牡 蛎 | 微寒 | 咸 | 肝、肾 |